U0290611

"十四五"职业教育国家规划教材

供高职高专护理、助产等医学相关专业使用

护理管理学

（第 3 版）

主　编　李葆华

副主编　郭春红　武绛玲

编　者　（按姓氏汉语拼音排序）

耿荣梅　北京大学第三医院

郭春红　山东医学高等专科学校（济南）

李　珑　海南医学院第二附属医院

李葆华　北京大学第三医院

唐琳昭　黔南民族医学高等专科学校

王　娟　达州职业技术学院

王巧红　山西医科大学第一医院

武绛玲　临汾职业技术学院

杨小芳　雅安职业技术学院

赵　蓉　湖南中医药高等专科学校

科 学 出 版 社

北　京

内 容 简 介

　　《护理管理学（第3版）》是根据高职高专护理专业的教育特点编写而成的，用案例引导式的编写模式，穿插相关的链接，系统介绍了护理管理学的基础知识、基本理论和基本技能，强调护理管理知识和理论的临床应用，有利于提高学生学习兴趣和解决实际问题的能力。

　　本教材可供高职高专护理、助产等医学相关专业使用，也可作为在职护士、基层护理管理者的参考用书。

图书在版编目（CIP）数据

护理管理学 / 李葆华主编. —3 版. —北京：科学出版社，2020.6
"十四五"职业教育国家规划教材
ISBN 978-7-03-064883-9

Ⅰ. 护…　Ⅱ. 李…　Ⅲ. 护理学–管理学–高等职业教育–教材　Ⅳ. R47

中国版本图书馆 CIP 数据核字（2020）第 064990 号

责任编辑：张立丽　路　倩 / 责任校对：杨　赛
责任印制：赵　博 / 封面设计：涿州锦晖

科学出版社 出版
北京东黄城根北街 16 号
邮政编码：100717
http://www.sciencep.com

北京厚诚则铭印刷科技有限公司印刷
科学出版社发行　各地新华书店经销
*

2000 年 5 月第　一　版　开本：787×1092　1/16
2020 年 6 月第　三　版　印张：10 1/2
2024 年 7 月第二十六次印刷　字数：248 000

定价：39.80 元
（如有印装质量问题，我社负责调换）

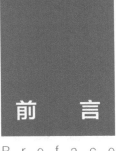

前 言

Preface

  党的二十大报告对新时代新征程上推进健康中国建设作出了新的战略部署,提出"把保障人民健康放在优先发展的战略位置"。这凸显了以人民为中心的发展思想,是推进中国式现代化的重要内涵。这对医疗卫生事业提出了更高要求。护理事业在人的生老病死过程中,担负着救死扶伤、保护生命、防病治病、减轻痛苦重要职责,因此,护士职业是崇高的、伟大的。学好护理管理学,是成为一名合格护士的基本条件,更是护士践行为人民服务、提高保障人民健康本领的必备条件。

  护理管理是医院管理工作的重要组成部分,也是高职高专护理教育中的重要内容。护理管理学是一门涉及多学科的综合交叉科学,是科学性、实践性和应用性很强的一门学科。本教材在编写过程中注重体现护理专业特点,依据护理岗位需要组织教材内容,注重职业素养和职业能力培养,突出科学管理及人文管理的理念。教材内容编排以管理职能为思维框架,以护理管理能力提高为核心,以培养学生运用护理管理的科学思维方法开展临床护理工作为目标。教材内容选取以必需、够用为原则,力求满足学生毕业时的岗位需要及社会需要,并且与我国护士执业资格考试大纲相衔接,在正文部分标注护士执业资格考试考点,包含全国护士执业资格考试护理管理涉及的全部内容,方便学生掌握学习重点。针对高职高专学生的认知特点及学习能力,为了培养高素质技能型人才,本教材引入了案例及链接,每章后配有自测题,并在书末附参考答案,同时配备全部教学内容的PPT课件,并适当加入了数字化资源点,便于学生查阅和学习。

  本教材在编写过程中得到了科学出版社和相关参编院校的大力支持,在此表示衷心的感谢。由于编写时间及编者水平有限,教材内容难免有疏漏之处,恳请同行专家和广大师生批评指正。

编 者

2023 年 7 月

配 套 资 源

欢迎登录"中科云教育"平台，**免费** 数字化课程等你来！

本教材配有图片、视频、音频、动画、题库、PPT 课件等数字化资源，持续更新，欢迎选用！

"中科云教育"平台数字化课程登录路径

电脑端

- 第一步：打开网址 http://www.coursegate.cn/short/OFLBQ.action
- 第二步：注册、登录
- 第三步：点击上方导航栏"课程"，在右侧搜索栏搜索对应课程，开始学习

手机端

- 第一步：打开微信"扫一扫"，扫描下方二维码

- 第二步：注册、登录
- 第三步：用微信扫描上方二维码，进入课程，开始学习

PPT课件，请在数字化课程中各章节里下载！

目 录
Contents

第 1 节　管理与管理学概述

案例　1-1

　　某医院出现了药品管理问题，如病区申请领药，仅凭一纸申请单即可，根本无须凭医嘱领取，每月末将其归入科室药品类支出，从而导致药品管理混乱。医院管理者及时发现了药物请领方面存在的问题，并进行了药品管理方面的改进，要求各个科室执行领药管理制度。护士每天必须凭当天的长期医嘱、临时医嘱领药单领取药物，领取时需与发药人核对领药（患者病历号、姓名、剂量等），还需领药人、发药人签名。该医院药品请领及发放制度的建立与实施，保障了药品请领及发放安全。

问题： 该案例中蕴含了什么管理学理论？

一、管理概述

　　管理活动随着人类社会的产生而产生，自从有了人类分工就逐渐形成了管理思想。管理活动随着社会的发展而发展，管理思想随着社会的进步而日益完善。不同民族尽管生活习惯、文化传统各不同，却产生了许多相同或相似的管理思想。为了更好地指导管理实践，管理思想逐渐发展成为管理理论，进而形成了管理学科。把管理理论应用于不同的管理实践，便产生了许多应用性管理学科，护理管理学便是管理学的一个分支。

（一）管理的概念

　　1. 不同时期的管理概念　关于管理的概念，人们在不同的时期、从不同的视角出发对管理给出了不同的定义。"科学管理之父" Frederick Winslow Taylor 对管理的定义：管理是确切知道要干什么，并使人们用最好、最经济的方法去干。"管理过程之父" Henri Fayol 提出 "管理活动，是指计划、组织、指挥、协调、控制"。被誉为 "管理理论之母" 的美国管理理论大师 Mary Parker Follett 把管理描述为 "通过其他人来完成工作的艺术"。Herbert Alexander Simon 则认为 "管理就是决策"。Warren R. Plunkett 和 Raymond F. Attner 认为，管理者就是 "对资源的使用进行分配和监督的人员"，而管理就是 "一个或多个管理者单独和集体通过行使相关职能（计划、组织、人员配备、领导与控制）和利用各种资源（信息、原材料、货币与人员）来制定并达到目标的活动"。现代管理大师 Harold Koontz 对管理的定义是 "管理就是设计并保持一种良好环境，使人在群体里高效率地完成既定目标的过程"。近年来，国内也有不少管理学者在借鉴西方管理思想的基础上从不同的视角提出了管理的定义，比较有代表性的是周三多的观点，他认为 "管理是组织中的活动或过程：通过信息获取、决策、计划、组织、领导、控制和创新等职能的发挥来分配、协调包括人力资源在内的一切可以调用的资源，以实现单独的个人无法实现的目标"。

2. **管理的定义**　管理实际上就是管理者与被管理者共同实现既定目标的活动过程，也是一切有组织的集体活动不可缺少的要素，要求管理者运用管理职能协调组织内的各种资源，有效地使个人的努力与集体的预期目标一致。简单地说，所谓管理是指管理者通过实施计划、组织、人员配备、领导、控制等职能来协调他人的活动，共同实现既定目标的活动过程。

（二）管理的对象

管理的对象是指管理者实施管理活动的对象，主要包括人、财、物、时间、信息、技术等要素，其中人在管理活动中处于核心位置。

1. **人力资源**　作为管理对象是指被管理的生产人员、技术人员及下属管理人员，对人的管理主要涉及人员任用、工作评价、人力开发等，从长远发展来看，还应包括预备劳动力的培养教育。人是社会系统中最基层的子系统，是社会和任何组织的细胞，高效能的管理应该是人尽其才、才尽其用、用人所长。

2. **财力资源**　包括经济和财务，是一个组织在一定时期内所掌握与支配的货币数量和物质资料的价值表现。对财力资源的管理就应该按经济规律进行，使资金的使用足以保证管理计划的完成。

3. **物力资源**　是指组织所掌握和支配的设备、仪器、材料、能源、产品及各类物资。高效能的管理应该是物尽其用，提高各类物资的利用率和产出率，提高其在单位时间内创造价值的能力。

4. **时间资源**　是物质存在的一种客观形式，是不可再生的特殊资源。由于时间具有单向性、不可储存性等特点，因而对时间的有效利用和管理就显得尤为重要。高效能的管理应该努力在尽可能短的时间内创造出更多有价值的效益。

5. **信息资源**　是具有一定价值的新内容、新知识和新消息。在任何管理过程中，信息是不可缺少的要素，是进行正确决策、提高管理效率的基本前提和重要依据。

6. **技术资源**　广义上属于社会人文资源。技术管理包括新技术与新方法的研发、引进、保管和使用，以及各种技术标准、使用方法的制订和执行等。在知识经济高速发展的社会中，技术管理在一定程度上决定了一个组织的核心竞争力，对组织的兴衰成败有直接影响。

管理的对象除了上述六个方面以外，一个组织所拥有的空间、社会信用、内部文化、外部社会环境、自然环境等也需要管理，也是管理的对象。

（三）管理的职能

1. **计划**　在管理学中计划有两个方面的含义，一是指基于组织的现状与管理者的理念和期望，为组织的未来发展设置方向、确定目标、选择方案、制订策略的谋划活动；二是指对组织的未来发展所做出的规划和安排，也就是通过上述谋划活动所形成的结果。

2. **组织**　在管理学中组织也有两个方面的含义，从静态方面来说，组织是指由相关人员为了完成预定目标而组成的机构；从动态方面来说，组织是指为了实现预定目标对组织所占有的各类资源进行利用、开发、整合的活动和过程。

3. **领导**　是指管理者利用组织赋予的权力和自身的影响力，指挥、指导、协调下属及相关人员为实现组织目标而进行的管理活动。

4.**控制**　是指为了确保组织目标的实现，根据原有计划和标准对计划实施的状况进行监督、检查和调整的管理活动。

（四）管理的基本特征

1.**管理的自然属性和社会属性**　管理具有二重属性，即自然属性和社会属性。管理的自然属性是指与生产力、社会化大生产相联系的属性。管理的社会属性是指与生产关系、社会制度相联系的属性。管理的自然属性和社会属性相互联系、相互制约。一方面，管理的自然属性不可能孤立存在，总是存在于一定的社会制度和生产关系中；同时，管理的社会属性也不可能脱离管理的自然属性而存在，否则，它就成为没有内容的形式。另一方面，管理的自然属性要求具有一定的社会属性的组织形式和生产关系与其适应；同时，管理的社会属性也必然对管理的方法和技术产生不同程度的影响。

2.**管理的普遍性与特殊性**　管理的普遍性可以从两个方面理解：其一，自从有人类分工，人类活动的一切领域都普遍存在着管理活动；其二，管理的原理、原则和基本方法在人类活动的任何领域都普遍适用。管理的特殊性是指在各种管理活动中，不存在一种普遍适用的管理方式和方法，管理方式和方法强烈地受到组织所处客观环境的影响。

3.**管理的科学性和艺术性**　管理的科学性是指管理原理、原则和基本方法，是人们在实践基础上形成并经过实践验证的理性认识；同时，人们还可以利用这些原理、原则和基本方法来指导下一步的管理实践。管理的艺术性是指管理者能够灵活、富有创造性地运用管理原理、原则和方法来达到管理目的的才能和技巧。管理的科学性和艺术性在不同方面体现出管理的要求，如果仅仅强调管理的科学性与艺术性的任何一个方面，都会使管理走向偏颇。最有效的管理应该是将管理的科学性和艺术性有机结合起来。

（五）管理的基本方法

管理的基本方法是管理活动中为实现组织管理目标、保证管理活动顺利进行所采取的工作方式，是管理理论在管理活动中的具体表现形式，是实现组织目标的工具。常用的管理方法有以下几种。

1.**行政方法**　是指依靠行政组织的权威，运用命令、规定、指示、条例等行政手段，按照行政系统和层次，以领导和服从为前提，直接指挥下属工作的管理方法。这是最基本、最传统的管理方法。

2.**经济方法**　是指根据客观经济规律，运用各种经济手段，调节各种不同经济利益之间的关系，以获取较高的经济效益与社会效益的管理方法。

3.**教育方法**　是按照一定的目的和要求对受教育者从德、智、体各方面施加影响，以提高人员素质的管理方法。它是管理过程的中心环节，是做好管理工作的基本方法，也是重要的保证。

4.**法律方法**　是指国家根据广大人民群众的根本利益，通过各种法律法令、条例及司法、仲裁工作来调整社会经济的总体活动和各企业单位在微观活动中所发生的各种关系，保证和促进社会经济发展的管理方法。法律方法具有权威性、强制性、规范性、稳定性、公平性等特点。

（六）现代管理的基本理论、原理与原则

1. 现代管理的基本理论　现代管理从19世纪末开始逐渐形成并发展成为一门学科，管理思想和基本理论大致分为三个阶段：古典管理理论阶段、行为科学理论阶段和现代管理理论阶段。其主要形成了以下几种理论。

（1）Frederick Winslow Taylor 的"科学管理理论"：美国人 Frederick Winslow Taylor 于1911年出版了《科学管理原理》一书，奠定了科学管理理论的基石，确立了他作为"科学管理之父"的地位。科学管理理论的主要内容：①劳动方法标准化；②协调集体活动；③科学训练工人；④使用刺激性差别计件工资制度；⑤管理职能专业化。

科学管理理论的主要贡献：①进行时间和动作研究，进而规定了作业标准，提高了工作效率；②通过标准化实行了激励工资和科学选培工人等，使任务管理科学化；③作业人员和管理者相互分工和协作，完成各自的职能，提高了资源配置效益；④其最大的贡献在于完成了从管理的经验到科学的转变，为管理理论奠定了基础。

（2）Henri Fayol 的"一般行政管理理论"：法国人 Henri Fayol 在1916年出版的管理学著作《工业管理与一般管理》中，提出了著名的管理职能论，其理论的主要内容如下所述。

任何企业的经营都包括六种基本活动：管理活动、商业活动、技术活动、财务活动、会计活动和安全活动。

管理活动具有五大职能：计划、组织、指挥、协调和控制。

成功的管理还必须遵循14项基本原则：①合理分工，有效使用劳动力；②使权力和职责相适应；③有严格的纪律；④统一指挥；⑤统一领导；⑥个人利益应服从集体利益；⑦合理的报酬；⑧集权与分权相适应；⑨有明确的等级制度；⑩有良好的工作秩序；⑪公平、公正的领导方法；⑫人员稳定；⑬鼓励员工具有创新精神；⑭鼓励员工具有良好的团队精神。

Henri Fayol 的一般行政管理理论的主要贡献：以整个企业为研究对象，认识到管理活动的普遍性，提出了管理的职能和原则，区分了经营与管理，奠定了组织管理理论的基础，至今仍具有指导意义。

（3）George Elton Mayo 的"人际关系学说"：George Elton Mayo 是美国哈佛大学的教授，他历时8年完成了美国历史上最著名的"霍桑实验"。其理论的基本观点：①工人不仅仅是"经济的人"，还是"社会的人"；②工人的士气是提高劳动生产效率的最主要因素；③企业内部存在着非正式组织；④应提高职工的社会满足感。

（4）Abraham Harold Maslow 的"需要层次论"：美国心理和行为学家 Abraham Harold Maslow 将人的需要按其重要性和需要满足的先后次序划分为五个层次，即生理需要、安全需要、爱与归属需要、尊重需要和自我实现需要。

（5）Frederick Hertzberg 的"双因素理论"：美国著名心理学家 Frederick Hertzberg 提出了"双因素理论"。此理论的观点：影响人的行为和动机的因素包括外在因素和内在因素两种。外在因素又称"保健因素"，包括福利待遇、工作环境、人际关系等。这些因素只能使职工安于现状，不能直接激励职工工作，提高劳动生产率；而只有内在因素（又称激励因素）才能真正调动职工工作的主动性，提高劳动生产率。内在因素包括成就感、

领导的赏识、职务得到提升、责任感等。

（6）Douglas McGregor 的"X-Y 理论"：美国的行为学家 Douglas McGregor 把传统的管理设定为"X 理论"，他认为：①人们进取心少；②人们往往不愿工作；③人们往往是被动的，只愿听指挥，不愿动脑筋；④工作只是为了满足最基本的生活安全需要。因此对大多数人来说仅用奖赏的办法不足以战胜其厌恶工作的倾向，就必须进行强制、监督、指挥，并利用惩罚进行威胁。McGregor 针对"X 理论"的不足，又提出一种"Y 理论"：①人们喜欢工作，是勤奋的；②人们愿意负责任，适合的时候还会主动寻求责任；③人们执行任务时愿意通过自我管理和控制来完成；④多数人在工作的时候能发挥想象力与创造力；⑤人们的潜在能力往往没有得到很好的发挥；⑥工作常常是自我实现的方式之一。人并不是懒惰的，他们对工作的喜欢和憎恶取决于工作对他来说是一种满足，还是一种惩罚；在正常情况下，人愿意承担责任；人热衷于发挥自己的才能和创造性。在 Y 理论中，若建立可核实的目标制度，就可确保分权及授权。

链 接 中国古代管理思想

中国作为四大文明古国之一，在管理的发展史上也占有重要地位。

1. 儒家的管理思想就是仁政德治论。儒家思想提出实现齐家治国平天下的管理目标。儒学是一种以人为文明核心、为主体的思想。

2. 法家的管理思想就是法制刑治论。法家是中国历史上提倡以法治为核心思想的重要学派，以富国强兵为己任。

3. 道家的管理思想就是无为而治论。其指出要实现的管理目标是至德之世。道家以"道"为核心，认为大道无为，主张道法自然，提出道生法、以雌守雄、刚柔并济等政治和军事等策略，具有朴素的辩证法思想。

2. 现代管理的基本原理

（1）系统原理：系统是若干相互联系、相互依存、相互作用的要素在一定的环境中相互结合而成的具有特定功能的有机整体。系统的特征有整体性、目的性、相关性、层次性和适应性。

系统原理是现代管理科学的一个最基本的原理。它是指人们在从事管理工作时，运用系统的观点、理论和方法对管理活动进行充分的系统分析，以达到管理的优化目标，即从系统理论的角度来认识和处理管理中出现的问题。

管理的系统原理认为，任何一个管理对象都是一个特殊的系统。现代管理的每一个基本要素都不是孤立的，它既在自己的系统内相互联系、影响，又与其他系统发生着各种形式的联系。

（2）人本原理：即以人为本的原理，要求人们在管理活动中把人放在最重要的位置，做到以人为核心、以人的权利为根本，强调人的主观能动性、积极性和创造性的发挥。其实质就是充分肯定人在管理活动中的主体地位和作用。具体来说，主要包括如下几层含义。

1）依靠人：人是社会经济活动的主体，是一切资源中最重要的资源。归根结底，人类的各种活动都是由人来进行的。因而必须树立依靠人的管理理念，通过全体成员的共同努力去创造辉煌业绩。

2）开发人的潜能：管理的任务在于如何最大限度地调动人们的积极性，释放其潜能，让人们以最大的热情和创造力投身于事业之中。

3）尊重每一个人：无论东方还是西方，人们常常把尊严看作比生命更重要的精神象征。一个有尊严的人会对自己有严格的要求，当他的工作被充分肯定和尊重时，他会尽最大的努力完成自己应尽的责任。

4）塑造高素质的员工队伍：在飞速发展的现代社会，技术生命周期不断缩短，知识更新的速度不断加快，每个人、每个组织都必须不断学习，以适应环境变化并重新塑造自己。

5）人的全面发展：人自由而全面的发展，是人类进步的标志，是社会经济发展的最高目标，也是管理所要达到的终极目标。

6）凝聚人的合力：是组织有效运营的重要保证。管理不仅要研究每一个成员的积极性、创造力和素质，还要研究整个系统的凝聚力和向心力，形成整体的强大合力。

（3）动态原理：是指管理者在管理活动中注重把握管理对象运动、变化的情况，不断调整各个环节以实现整体目标。

唯物辩证法告诉我们，世界上一切事物都处于运动状态，处于发展变化的过程中。管理对象是一个系统，任何系统的正常运动不仅受本身条件的制约，还受到有关系统的影响。管理者要在认识上明确管理的对象和目标都是在不断变化的，管理过程的实质就是要把握管理对象在运动、变化的情况下，如何调节以实现整体目标。管理者应重视搜集信息，经常注意反馈，随时进行调节，保持充分弹性，及时适应客观事物各种可能的变化，有效地实现动态管理。

（4）效益原理：是指组织的各项管理活动都要以实现有效性、追求高效益作为目标的一项管理原理。管理的目标就是追求高效益。一切管理应首先服从经济的规律，用最少的投入得到最多的产出，以最小的消耗换取最大的效益，为社会提供有价值的贡献。

效益包括经济效益和社会效益两个方面。"效益"从字面来讲，就是管理工作者努力工作后得到的效果，加上从工作中收获的利益，是效果和利益的总称。管理工作者对项目所做的一系列调整、分析、整合等都是为了追求这个"效益"。

3. 现代管理的基本原则

（1）整分合原则：是相对系统原理提出的。这个原则的主要内容是为了提高工作效率。管理者必须对如何完成整体工作有一个充分细致的了解，在此基础上，再将整体分解成一个个基本要素，进行明确的分工，建立责任制使每项工作规范化，然后进行科学的组织综合。整体把握、科学分解、组织综合是整分合原则的主要含义。

（2）反馈原则：指管理者及时了解发出指令的反馈信息，及时做出应有的反应并提出相应建议，以确保管理目标的实现。

（3）弹性原则：是指在动态管理中必须留有充分余地以便及时调整，保证完成预定的目标。管理本身是一种人的活动，管理者与被管理者都是有思维活动的人，是在某一地方、某一种情况下适用的管理方法。

（4）能级原则：强调按一定标准、一定规范、一定秩序，将管理中的组织和个人进行分级管理。能级原则就是按照不同的能级建立层次分明的管理机构和规范标准，给予不同的权力和报偿，安排与职位能级要求相适应的人去担负管理任务，使管理活动有效进行，实现管理的有序和优化。科学的管理必须知人善任、人尽其才，而且应当允许人们在各个能级中不断地自由运动。

（5）价值原则：是指在管理工作中，通过不断完善自己的结构、组织与目标，科学、有效地使用人力、物力、财力、智力和时间资源，为创造更大的经济效益和社会效益而尽心工作。

二、管理学概述

（一）管理学的概念和特点

1. 管理学的概念　管理学是系统研究管理活动的普遍规律、基本原理和一般方法的科学，是自然科学和社会科学相互交叉而产生的边缘性、综合性学科。管理学研究的目的是在现有的条件下，通过更合理地组织和配置人、财、物等所能利用的资源，以提高生产力的水平。

2. 管理学的特点　管理学具有综合性和实践性的特点。管理学综合运用了哲学、社会学、心理学、经济学、数学、运筹学、系统论、控制论、统计学、计算机科学与技术等多学科的研究成果和方法，以多个领域的管理实践为基础，因而具有广泛的综合性特点；管理学的理论来源于对多个领域无数管理实践的总结，并在应用于管理实践的过程中不断得以检验、丰富和发展，从而进一步指导管理实践，因而具有典型的实践性特点。

（二）管理学的研究对象

管理学的研究对象即管理学研究的客体，包括管理活动、管理过程和管理规律。管理活动是指管理者通过对组织拥有的各种资源的合理利用，带领被管理者共同完成组织目标的活动。管理过程是指管理者通过计划、组织、领导、控制等管理职能，实施管理活动的过程。管理规律是管理活动和管理过程本身所固有的、本质的、必然的联系，是人类在管理过程中获得的真理性认识。

（三）管理学的研究内容

任何管理活动都脱离不开社会生产方式，而生产方式与生产力、生产关系及建立在生产关系上的上层建筑密不可分，所以管理学的研究内容可以从生产力、生产关系和上层建筑三个方面来概括。

1. 生产力方面　管理学主要研究生产力的合理组织问题，即研究管理者如何根据组织目标和社会需要，合理使用和协调组织内的人、财、物等各种资源来取得最佳的经济效益和社会效益，达到管理目的。

2. 生产关系方面　管理学主要研究如何正确处理和管理系统内部人与人的关系（包括领导与员工的关系、管理者与被管理者的关系、员工之间的关系等）；如何建立与完善组织机构和分工协作关系；如何调动各方面的积极性和创造性，达到最大的工作效益等。

3. **上层建筑方面**　管理离不开政策、法令和规章制度。因此，在上层建筑方面，管理学主要研究的是组织的管理体制、规章制度的建立和完善，组织的意识形态（价值观、理念等）、规章制度等内部环境与社会的政治、法律、道德等外部环境相适应，组织文化的塑造和落实，以及组织的社会责任和伦理道德，以维持正常的生产关系，适应和促进生产力的发展等问题。

（四）管理学的研究方法

1. **观察总结法**　又称归纳法，是指通过观察管理实践、总结管理经验，并进行归纳概括和理性思考，使其上升为管理理论的方法。在人们丰富的管理实践，特别是众多优秀管理者的管理实践中，总是蕴藏着深刻的管理哲理，表现出相同或类似的基本管理原则和方法。人们通过观察、总结、归纳、抽象等方法形成了系统的管理理论，进而用理论指导管理实践。

2. **比较研究法**　世界各国的管理学者从不同视角对管理学进行了深入研究，形成了各有特色的管理科学。在研究管理学时，要通过比较分辨出哪些是一般性的原理、原则和基本方法，哪些是特殊性的具体的方式、方法和手段。

3. **历史研究法**　是指要考察、研究管理活动、管理思想、管理理论起源、历史演变，从中发现并总结出管理规律，寻求具有普遍意义的管理原理、管理原则、管理方式和管理方法。历史研究法的一个重要内容是通过文化典籍研究重大历史事件中蕴含的管理思想，从管理角度分析其兴衰成败的原因，总结其经验教训。

4. **试验研究法**　是指通过有目的地设定环境、变动试验条件、观察研究对象的行为特征，揭示出管理的一般规律、原则和艺术的方法。在管理学的发展史上，"时间-动作"试验、霍桑实验就是运用试验研究方法研究管理学的典范。

5. **案例分析法**　是指通过典型案例分析发现其中可借鉴的管理经验、管理方式和方法，或吸取案例中的失败教训，从而加强对管理理论的正确理解与对管理方法的具体运用。

三、管理者

案例　1-2

护士小邱大学毕业后进入医院工作，被分配到内科病房工作。她学历高，为人亲和，与科室同事关系融洽。在工作中认真负责，关心爱护患者，非常受大家喜爱。工作几年之后，医院护理部进行人员调整，领导决定派她到胸外科担任副护士长。小邱对胸外科工作不熟悉，对副护士长管理工作不了解，与科室人员、科主任交流少。另外，在科室内除护士长外还有4名比她年长的护士和12名优秀的年轻护士。小邱担心自己经验不足不能很好地胜任这份工作，非常忐忑。胸外科护士长虽然学历不高，但是在科室工作了20多年，经验丰富，即将面临退休。她关心爱护同事，深受科室同志们的好评；工作认真负责，做出了很多成绩，科室在她的带领下多次被评为先进。

问题：1. 假如你是护士长，你会怎么做？

2. 假如你是小邱，该如何解决目前的主要问题呢？

（一）管理者的概念

管理者的正确概念是什么？谁应该被列为管理人员？人们首次努力回答这两个问题是在 20 世纪 50 年代，但只是通过承认"专业人员"及提倡"平行的发展机会"对传统概念做了一些补充。管理世界划分为两个独立的群体：独立开展工作的人和需要对其他人工作负责的人。这个概念的重点仍然是在权力和职权上，而不是在责任和贡献方面。任何分析只要不是从传统定义出发，而是从工作本身出发，就会得出一个结论：把管理者定义为"一个对其他人的工作负责的人"，强调的是一个次要特征，而不是主要特征。管理者的工作内容可以划分为计划、组织、整合、衡量及人员开发。管理者的传统定义强调得失"向下整合"，也就是对下属的工作进行整合，但哪怕是对那些有下属的管理者来说，与那些自己无权加以监管的人的"横向"关系，在工作中至少也是同样重要的，从决策和信息的角度来看通常更加重要。因此，要判断一个组织中哪些人担负着管理责任，不将是否有指挥别人的权力列为首要标准是有道理的。首要标准应该是对做出贡献担负着责任，必须把职能而不是权力作为判断的依据和组织原则。根据 Peter F. Drucker（2002）对管理者的概念：管理者是管理行为过程的主体，一般由拥有相应的权力和责任、具有一定管理能力、从事现实管理活动的人或人群组成。管理者及其管理技能在组织管理活动中起决定性作用。

（二）管理者的角色

Henry Mintzberg 于 20 世纪 60 年代末提出管理者角色理论，他认为管理者扮演着十种角色，这些角色可以被纳入三大类：人际角色、信息角色和决策角色。人际角色直接产生自管理者的正式权力基础。管理者所扮演的三种人际角色是代表人、领导者和联络者。在信息角色中，管理者负责确保和其一起工作的人具有足够的信息，从而能够顺利完成工作。管理者扮演的信息角色包含监督者、传播者和发言人。在决策角色中，管理者处理信息并得出结论。决策角色包括企业家、干扰应对者、资源分配者及谈判者。

（三）管理者的素质

学者们对素质的定义各不相同，较为经典的是 David C. McClelland、Richard Boyatzis 和 Elwood Spencer Buffa 的定义。David C. McClelland（1953 年）认为素质是个体的潜在特征，可能是动机、特质、技能、自我形象、社会角色或知识。Richard Boyatzis（1993 年）认为素质是能将某工作（或组织、文化）中卓越成就者和表现平平者区分开来的个体的深层次特征，它可以是动机、特质、自我形象、态度或价值观、某领域知识、认知和行为技能。六类通用素质是目前学术界的主流观点，主要包括①成就特征：成就欲、主动性、关注秩序和质量；②助人/服务特征：人际洞察力和客户服务意识；③影响特征：个人影响力、权限意识及公关能力；④管理特征：指挥、团队协作、培养下属及团队领导；⑤认知特征：技术专长、综合分析能力、概括性思维、判断推理能力及信息寻求；⑥个人特征：自信、自我控制、灵活性及组织承诺。素质是一个整体综合性的概念，在素质中，各种不同的条件形成了不同的结构。管理者的素质是管理者必须具备的多种条件的综合。管理者素质结构分为基本素质、专业素质、特质性素质三大方面。

（四）管理者的技能

Robert L. Katz 提出管理者在扮演三类角色时，必须具备三类技能：①技术技能，指完成特定任务所需要的技能，也可称为专业能力。②人际技能，指"成功地与别人打交道并与别人沟通的能力"。人际技能包括对下属的领导能力和处理不同小组之间关系的能力。③概念技能，指"把观点设想出来并加以处理及将关系抽象化的精神能力"。具有概念技能的管理者常常把组织视作一个整体，并且了解各个部分的相互关系。

第2节　护理管理与护理管理学概述

护理管理是医院管理工作的重要组成部分。护理管理学是管理学理论在护理领域中的具体应用，也是现代护理学的分支学科之一。护理管理是一门涉及多学科的综合交叉科学，包括管理学、护理学、临床医学、社会医学、心理学、社会人文科学等。因此，要求从事护理管理的人员必须熟练掌握与管理有关的理论、方法和技术，并将其综合应用于护理管理中。

一、护理管理概述

（一）护理管理的概念

护理管理是以提高护理质量和工作效率为主要目的的活动过程。世界卫生组织（World Health Organization，WHO）对护理管理的定义：护理管理是为了提高人们的健康水平，系统地利用护士的潜在能力和有关其他人员、设备、环境及社会活动的过程。

护理管理的主要内容包括三个方面，护理行政管理、护理业务技术管理和护理教育管理。

（二）护理管理的对象

护理管理的对象主要包括人、财、物、时间和信息。人是管理的最主要因素，是管理的核心。传统人的管理包括人员的选择、聘任、培养、考核、晋升，现在延伸到人力资源的开发和利用。财的管理是指对资金的分配和使用进行管理，以保证有限的资金产生最大的效益。财的管理应遵守的原则：开源、节流、注重投资效益。物是指设备、材料、仪器、能源等。物的管理应遵循的原则是保证供应、合理配置、物尽其用、检验维修、监督使用、资源共享。时间是最珍贵的资源，它没有弹性，没有替代品。管理者要充分利用好组织系统的时间和自己的时间。信息是管理活动的媒介，信息的管理包括广泛收集信息、精确加工和提取信息、快速准确地传递信息、利用和开发信息。

（三）护理管理的特点

护理管理的范围随着护理范围的扩大而从过去的医院护理管理延伸到社区、家庭、学校、厂矿、企业等护理需求的管理，对护理实践、护理教育、护理科研、护理理论等内容做了进一步的扩展。护理管理的内涵得到了进一步的丰富，其特点反映在以下几个方面。

1. **广泛性**　护理管理的内容繁多，主要体现在护理管理对象的范围广、参加管理的人员众多这两个方面。

由于护理管理涉及学科多、内容广、范围大，是一项复杂的系统工程，包括组织管理、人员管理、业务技术管理、护理质量管理、资金管理、时间管理、物资管理、教学管理、科研管理、信息管理等领域。护理管理人员不但要协调医院内部各部门之间的关系，还要协调医院与社会方面的关系。因此，护理管理人员要具备丰富的管理学知识和广博的社会人文科学知识。

2. **实践性**　护理管理以管理学理论为基础，同时综合多学科的知识及研究成果，将管理原则及原理结合护理实践加以应用，从而达到最佳的社会效益和经济效益。在护理工作中，护理人员为护理对象提供健康服务时，进行的计划、组织、指导、工作评价过程就是管理过程。护理工作连续性强，夜班多，操作技术多，接触患者密切；护理人员精神紧张，工作劳累，生活很不规律。护理管理者必须重视适当解决护理人员各种困难，保证其能够安心工作。

3. **专业性**　护理管理要与专业的特点相适应，由于护理是诊断和处理人类现存或潜在健康问题的一门学科的理论知识和技术规范，在临床护理中除了协助医生进行诊断治疗的任务外，还要独立开展各项护理活动，实施护理技能。护理人员在工作中要综合应用自然科学和社会科学方面的知识，帮助、指导、照顾人们保持或重新获得身体内外环境的相对平衡，以达到身心健康。因此，护理管理不仅涉及护理部主任、护士长的工作和责任，更包括护理人员在为患者提供护理过程中进行计划、组织、指导、解决问题、工作评价等内容。

4. **综合性**　管理学是一门综合性应用科学，应用了多学科的研究成果，具有综合性的特点。护理管理学除了具有管理学的特点外，还具有护理学科的特点，包含临床医学、预防医学、护理学基础、人文等相关学科知识。护理管理既是一项技术性很强的工作，又是一项管理性工作。护理管理活动属于管理学范畴，其管理工作中的计划、组织、人员管理、领导和控制等活动，是护理管理的主要职能。因此，在护理管理工作中不但要熟悉护理诊断、治疗等技术，还要掌握和运用科学的管理理论、技术及方法。

二、护理管理学概述

（一）护理管理学的概念

护理管理学是将管理学理论和方法应用于护理实践并逐步发展起来的一门应用学科，主要研究护理管理的对象和规律，通过计划、组织、人力资源管理、领导和控制五个管理职能，达到保证护理管理效率的目的。

护理管理学是管理科学在护理工作中的具体应用，既属于专业领域管理学，又是现代护理学科的一个分支。现代护理管理学是在总结护理管理发展的历史及经验的基础上，综合运用现代社会科学、自然科学与技术科学的理论和方法，研究现代护理管理活动中普遍规律、基本原理、方法和技术的学科。

（二）护理管理学的研究对象

护理管理学研究的范围很广，凡护理学研究的领域或护理活动所涉及的范围，都是护理管理学的研究范围。其研究对象可概括为三个方面，即护理方面的内容、护理管理过程中的内容和护理资源方面的内容。

1. **护理方面**　包括护理理论、护理实践、护理教育、护理科研等。

2. 护理管理过程　包括护理计划工作、护理组织工作、护理领导工作、护理控制工作等。

3. 护理资源　包括护理人力资源、护理物资资源、护理空间资源、护理信息资源等。

（三）学习护理管理学的意义

在市场经济条件及医疗体制改革的进程中，学习护理管理学能够帮助护理管理者及时掌握国内外护理管理的信息和发展动态，获取国内外先进的管理理念和方法，大胆实践，勇于创新，发展护理学科，以促进我国护理管理与国际接轨。对于护理管理者个人而言，学习护理管理学，能够使其适应医院内外环境的变化，实现诸要素的有效整合，保持竞争优势，并获取可持续发展的能力。

管理是一种可以开发和利用的资源，在现代社会中占有很重要的地位和作用。科学技术决定生产力发展水平，但是如果没有相应的管理科学的发展，就会限制科学技术的发展。所以有人将科学技术和管理科学比喻为推动现代社会发展的车轮，二者缺一不可。具体来说，学习护理管理学有以下几方面的意义。

1. 有助于提高护理管理质量　医院是个比较复杂的系统，护理工作在医院中占有很大的比重。在医、教、研及预防保健工作中，护理人员承担着重要任务。护理工作质量的优劣直接影响到整个医院的医疗质量，护理管理的水平反映了医院管理的水平。护理管理应以严格的质量控制为根本，着眼于各要素质量，以统筹全局；具体抓环节质量，重视终末质量，进行质量的反馈控制。反馈内容包括工作的态度、效率和质量，对评价结果进行分析并反馈给护理人员，肯定成绩，表扬优秀，对差的提出纠正方案，以达到改进护理工作、提高质量的目的。

2. 有助于提高护理管理效率　管理贯穿于护理工作的整个过程，涉及护理工作的各个方面，如患者的管理、环境的管理等。一个连续工作 300 天的护士长，可以当选劳动模范，但却不一定是合格的护士长；而能调动护理人员积极性，把护理工作管理得井井有条，得到广大护理人员认可的护士长，才是一名合格的护士长。任何一项工作都要靠大家去努力完成，作为护士长不可能也不应该每项工作都亲自去做，护士长对所有的具体工作应该起参谋和统率作用，这就要求护理管理者掌握一定的管理学知识。

3. 有助于培养高素质护理人才　护理管理工作的范围较广泛，若要提高护理管理水平，应该从每名护理管理人员都掌握科学管理知识入手，使护理管理知识成为各级护理人员和护理管理者必备的知识。护理管理工作贯穿护理工作的整个过程，涉及护理工作的方方面面，各层次护理人员都负有管理的责任，都应知晓基本的管理知识，以与护理事业的发展相适应。

4. 有助于促进护理学科的健康发展　随着经济的发展、社会的进步和人民生活水平的提高，人们对健康需求日益增加，过去的护理管理只限于医院内护理工作的管理，而今随着卫生、医疗和护理工作走出医院，逐步向家庭、社区和社会延伸，护理管理的范畴进一步拓展。护理的对象不单单是患者，可以说有人的地方就会有护理，护理管理也就显得更为重要。随着医学的发展，服务技术和分工协作将更加精细复杂，护理管理将变得更为重要。护理管理需要科学的计划性，才能符合人力资源的管理要求；组织机构及人员编配需要设计合理，制定可测量的质量考核标准及全面质量管理措施，运用计算机管理手段，才能有效调动护理人员的积极性，使护理管理达到科学化、现代化的管理水平，提高护理质量，以推动护理事业的健康发展。

三、护理管理学的形成与发展趋势

（一）护理管理学的形成

从 19 世纪末开始，护理管理学才发展成为一门科学，但护理管理的实践活动及管理的思想观念的产生却由来已久。根据护理管理发展的不同时期将其分为古代护理管理、近代护理管理和现代护理管理三个部分。

1. **古代护理管理**　护理管理的发展与护理事业的发展是同步的。早期由于医、护、药不分，医师兼任医生、护士以及药剂师的工作，这种情况维持了数千年。这个时期没有真正意义上的护理管理。公元 400 年，Phoebe 首先开始建立护理团队，从事护理工作，使护理组织化、社会化。护理工作由此开始从家庭走向社会，是护理管理的开始。在中国古代早期，形成了以家庭护理和学徒方式为患者提供身体的护理和安抚，其形式主要是自我护理式、互助式、经验式等，在此基础上逐步形成我国护理管理的雏形。

2. **近代护理管理**　是从南丁格尔时期开始的。1853 年，南丁格尔受聘担任伦敦一家妇女医院的院长，她在整个护理管理过程中考虑了患者的舒适、护理人员的福利及培训、护理过程、预算与收支的平衡、环境的清洁卫生等方面。从此，南丁格尔将自己的全部精力都奉献给了护理事业，使护理管理走上了独立的发展道路。南丁格尔对近代管理的主要贡献有以下几个方面。

（1）创立了一套护理管理制度：南丁格尔首先提出护理管理要采用系统化的管理方式，强调创建医院必须先制定相应的政策，让护理人员担负起护理患者的责任，适当授权，以充分发挥每名护理人员的潜能。在护理人员组织的建设上，每家医院必须设立护理部并由护理部主任来管理护理工作，各病区设有护士长，管理病房的护理行政及业务。

（2）提出了对医院设备及环境方面的管理要求：南丁格尔要求重视改善病房环境，包括采光、通风、照明、墙壁的颜色等，要求病房的物品有条理地存放，使患者有一个舒适的康复环境。强调医院的设备要满足护理工作的需要。注意各种护理用品的库存量，以保证正常供应。

（3）提高了护理工作效率及护理质量：南丁格尔要求护理人员做好患者的护理记录，及时认真地对患者护理情况进行统计。强调护理人员不但要护理好患者的身体，还必须重视患者的心理问题，并研究如何改善护理人员的工作环境及节省人力和物力资源的方法。

（4）创建了世界上第一所护士学校：南丁格尔注重护理人员的训练及资历要求。1860 年南丁格尔在伦敦圣多马医院开办了世界第一所正规护士学校，要求护理人员必须经过专门的培训，护理管理者也必须接受一定的管理训练，为护理管理奠定了理论基础。

3. **现代护理管理**　从南丁格尔时代以后，世界各国都相继应用南丁格尔的护理管理模式，将管理学的原理及技巧应用到护理管理中，强调护理管理中的人性化管理，指出护理管理的核心是护理质量管理。同时护理管理要求更加科学化，如美国护士协会对护理管理者有具体的资格及角色要求，并要求护理管理者应该做到以下几个方面。

（1）参与整个医院及医疗卫生政策的制定，在医院参与各项管理的开展及评价工作。

（2）积极开展护理管理工作，其具体责任为规划、组织、协调及评价所管辖范围内所有护理人员的各项护理活动。

（3）要求护理管理者的最低学历为学士学位。

（二）护理管理学的发展趋势

护理管理科学化是护理管理学的发展趋势，主要表现在人性化、规范化、标准化、国际化、信息化和自动化等方面。

1. 人性化　护理管理注重以人为本的原理，充分发挥护理人员的自主权，调动其参与意识。"以人为本"的人性化管理，是在研究人的心理和行为规律的基础上，重视人的情感、个性、欲望、能力等因素的作用，采取非强制方式，在人的心里产生一种潜在说服力，从而把组织意志变为个人的自觉行动。

2. 规范化　护理管理规范化主要表现在以下两方面。

（1）护理管理人员的规范化：对即将从事护理管理工作的护理人员进行规范的管理专业教育，使其学习现代化的管理理论、管理理念和管理方法，并采用管理资格准入制度，只有既通晓临床护理业务、又精通护理管理的专业人士才能从事护理管理工作。

（2）护理管理工作的规范化：对护理人员的工作进行专业化细分，将专业特点、工作内容和性质、技能要求相同的护理工作和辅助工作，分别安排给受过培训的护理人员和相关人员承担，可以明显提高护理工作效率和质量。

3. 标准化　引入公认的标准体系规范护理管理工作，是近年来护理管理发展的一个趋势。近十余年来发达国家护理管理的潮流是引入 ISO 系列质量管理体系，我国一些医院也相继通过了 ISO 系列质量认证。目前 ISO9001：2000 标准主要由八个方面组成：基围，基本标准，用语和规定，质量管理体系，管理职责，资源管理，产出和效果体现，测量、分析与持续改进。实践证明，建立和实现 ISO 系列质量认证，能切实体现"以患者为中心"的护理理念，提高护理质量，能帮助护理管理者量化管理内容，掌握医院的经营状况，增强医院的竞争力。

4. 国际化　护理管理的国际化是指不同国家之间护理管理理念和方法的相互借鉴，护理人员相互交流护理科研、相互合作。随着改革开放的深入和国际交流活动日益频繁，护理管理的国际化也日益引起各国护理界的重视。我国护理管理的国际化要做好以下几点：①积极参加国际学术交流，借鉴发达国家的护理管理新思想、新观念，不断转变和创新管理思想与理念；②加强护理人员和护理管理者的国际化培训，进行跨文化交流，特别要引导护士和护理管理者尊重与理解世界各地不同的文明，提升护理服务和管理水平；③努力进行临床护理工作和护理管理改革创新，力争赶上或超过医疗和护理发达国家。

5. 信息化　随着计算机技术的广泛应用和信息管理技术的发展，计算机网络也走进了医院护理领域，既提高了护理管理人员的工作效率，又增加了护理管理工作的针对性和主动性，使信息的获取和传递更加迅速。由于计算机网络能满足医院管理的需求，使医院管理实现从传统管理向现代化管理的转化，提高医院的管理效能，增加医院的经济效益和社会效益，有力地促进了医院规范化、标准化、自动化建设。护理信息管理将建立广泛的信息网，使信息的获得和传递向现代化的方向发展。

6. 自动化　在护理管理过程中,实现办公自动化,是提高护理管理工作效率的途径。计算机可准确迅速地处理和储备各种护理信息,改变了传统的手工收集整理护理信息的方法,把护理管理人员从繁重的重复劳动中解放出来,成为医院护理管理现代化的重要标志。

自测题

一、A₁/A₂ 型题

1. 管理的基本方法不包括下列哪种（　　）
   - A. 行政方法　　B. 经济方法　　C. 考核方法
   - D. 法律方法　　E. 教育方法
2. 管理对象中的人是指（　　）
   - A. 被管理的下属
   - B. 被管理的劳动者
   - C. 社会系统中的所有人
   - D. 被管理的劳动者及下属管理人员
   - E. 与之有关的人
3. 在管理活动中,排在第一位的基本职能是（　　）
   - A. 领导　　　　B. 控制　　　　C. 组织
   - D. 计划　　　　E. 创新
4. 法国实业家法约尔（Fayol）提出的管理观点是（　　）
   - A. 管理是由计划、组织、指挥、协调及控制等要素组成的活动过程
   - B. 管理是一种以绩效责任为基础的专业职能
   - C. 管理就是决策
   - D. 管理就是一种社会活动
   - E. 管理就是控制
5. 管理工作的根本目的在于获得经济效益和社会效益,这是指（　　）
   - A. 系统原理　　B. 人本原理　　C. 动态原理
   - D. 效益原理　　E. 整分合原理
6. 管理中把握以人为中心的管理思想是指（　　）
   - A. 系统原理　　B. 人本原理　　C. 动态原理
   - D. 效益原理　　E. 整分合原理
7. 弹性原则要求各项管理工作保持（　　）
   - A. 有计划　　　　　B. 有分工
   - C. 有余地　　　　　D. 有反馈
   - E. 系统性
8. 护理管理主要指（　　）
   - A. 医院管理

   - B. 对护理人员的管理
   - C. 以提高护理质量和工作效率为主要目的的活动过程
   - D. 对患者的管理
   - E. 对家属的管理
9. 护理管理的任务是向服务对象提供良好的护理,不包括（　　）
   - A. 提供心理咨询
   - B. 开展健康教育
   - C. 实施防病治病
   - D. 提供一流的诊断技术
   - E. 提供疾病预防知识
10. 现代护理的服务对象是（　　）
    - A. 患者　　　　　　B. 亚健康人
    - C. 老年人和儿童　　D. 人
    - E. 家属
11. 在研究护理工作特点是设计不同服务对象的不同服务内容时,还应包括患者的（　　）
    - A. 住院天数　　B. 经费开支　　C. 心理咨询
    - D. 生活护理　　E. 疾病护理
12. 护理管理的广泛性,主要体现在（　　）
    - A. 内容的多样性和繁杂性
    - B. 组织结构的层次性
    - C. 对象的广泛性和参与管理的人员众多
    - D. 时间的连续性
    - E. 任务的艰巨性
13. 关于护理管理的实践性下列哪句不妥（　　）
    - A. 护理人员为护理对象提供健康服务,就是管理过程
    - B. 工作时间性强,要按时完成护理服务
    - C. 护理工作面广量大,操作技术多,护理人员常处于劳累状态
    - D. 护理工作责任大,护理人员常处于紧张状态
    - E. 护理工作对象多,护理人员要有良好的沟通技能

14. 加强护理管理，提高护理质量，反映了护理管理的（　　　）
　　A. 广泛性　　　B. 实践性　　　C. 专业性
　　D. 重要性　　　E. 复杂性

15. 护理管理强化了护理技术的（　　　）
　　A. 责任心　　　B. 操作性　　　C. 规范性
　　D. 专业性　　　E. 重要性

16. 护理管理对象范围广，参加管理的人员多，反映了护理管理的（　　　）
　　A. 广泛性　　　B. 实践性　　　C. 专业性
　　D. 规范性　　　E. 重要性

17. 关于护理管理的目的下列哪句不妥（　　　）
　　A. 调动组织内人员的积极性
　　B. 发挥每个人的特长
　　C. 朝着完成个人目标的方向推进
　　D. 提高护理工作效率
　　E. 促进学科的建设和发展

18. （　　　）的护理管理特点是强调了护理管理中的人性化管理
　　A. 近代护理管理　　　B. 古代护理管理
　　C. 现代护理管理　　　D. 中古护理管理
　　E. 远古护理管理

19. 管理中控制的职能是指（　　　）
　　A. 为实现组织目标而对未来行动进行安排的过程
　　B. 为实现组织目标而设计的组织结构
　　C. 领导者带领和指导组织成员完成组织任务
　　D. 主管人员对下属的工作成效进行检测、衡量和评价
　　E. 对下属的监控过程

二、A₃/A₄型题（20、21题共用题干）

　　某三级医院护理部在管理人员配置上仅有一名护理部主任和两名护理干事，护理部主任整天忙于护理日常事务的管理，以防范护理工作出现问题为工作重点，医院护理工作跟不上其他专业和领域的节奏。

20. 该护理部主任应该用（　　　）与上级领导沟通
　　A. 行政方法　　　　B. 经济方法
　　C. 考核方法　　　　D. 法律方法
　　E. 教育方法

21. 上述案例反映的是管理对象中（　　　）的问题
　　A. 信息　　　B. 人　　　C. 财
　　D. 物　　　E. 时间

（王　娟）

第 2 章

计　划

第 1 节　概　述

案例 **2-1**

某医院制定了五年发展规划，护理部依据此发展规划，制定了医院护理人员培养五年规划、护理部工作年度计划。在此基础上，各部门制订部门工作计划，如心内科病房制订了"心内科年度工作计划"、新入职护士"三基三严"培训计划等。

问题： 1. 什么是计划？

2. 制订计划应考虑哪些内容？

3. 从不同的角度分类，该案例中的计划有哪些类型？

4. 计划工作对于有效开展管理活动有哪些作用？

一、计划的概念和内容

（一）计划的概念

计划（plan）有广义和狭义之分。

1. **广义的计划**　指制订计划、执行计划和检查计划的执行情况等整个工作过程。

2. **狭义的计划**　指制订计划，为实现组织目标而对未来的行动做出具体的安排。通过计划的编制，可以合理安排组织内的一切具体管理活动，有效利用人力、物力和财力资源，以利于组织达到预期目标。

（二）计划的内容

计划的内容也是计划的任务，是根据社会需求及组织自身情况确定组织在一定时间内的奋斗目标，对各项具体管理活动及其所需人力、物力、财力进行设计和谋划，以取得最佳经济效益和社会效益。通常可用 5W1H 来概括计划的内容：为什么做（Why）、做什么（What）、谁去做（Who）、什么时候做（When）、在什么地方做（Where）、怎样做（How）。这六个方面具体含义如下。

1. **为什么做（Why）**　制订计划首先要明确论证原因和目的，即为什么要制订计划和制订计划的目的是什么。明确了这个问题，可以避免主观意志行事的做法，保证制订计划的客观性。

2. **做什么（What）**　明确计划工作的具体任务和要求，明确每个时期的工作中心任务和工作重点。

3. **谁去做（Who）**　明确计划的执行者。制订计划的过程中，应明确计划所提出的任务由哪个主管部门和人员负责完成。

4. **什么时候做（When）**　指计划的时限及实施进度，即在计划中规定该计划何时开始、何时结束。计划实施过程中，规定每一个阶段应达到什么程度，以便更好地控制和监督。

5. Where（在什么地方做）　是对计划执行的地点或场所做出的规定。全面了解计划实施的环境条件和限制，有利于合理安排计划实施的空间组织和布局。

6. How（怎样做）　解决如何做才能更有效完成计划的问题。制订计划的过程中，需明确实施计划相应的政策和规则，具体规划人力、财力、物力、活动方式、工具及手段、实施监控计划执行的措施等。

二、计划的作用

（一）为管理活动提供了方向，有利于组织目标的实现

计划可以明确整个组织的总目标、各个部门及其成员的工作目标，并确定长期和短期的目标。在此基础上，计划还要明确做哪些工作才能确保目标的实现。因此，计划为组织中各级主管人员的工作指明了方向和目标，有利于组织通过精心分工和协作来安排活动，把组织中全体成员的行动统一到实现组织总目标上来。计划工作可以使不同层级的管理者根据组织目标并结合当前的现状，对实现目标的途径做出事先安排，使工作有序进行，有利于组织目标的实现。

（二）有利于组织适应内外环境的变化，弥补情况变化造成的损失

计划是面向未来的，而未来在时间和空间上都具有不确定性和变动性。计划是降低风险、掌握主动的手段，其意义在于根据过去和现在的信息，预测未来可能发生的变化，预测内外环境的潜在风险，从而制订适当的对策，更好地适应内外环境的变化，将情况变化所造成的损失减少到最小。

（三）有利于组织效率的提高

一方面，计划有助于促进管理活动的协调，使整体和局部目标一致、效率提高。护理组织由不同部门和众多组织成员构成，他们之间的协调需要借助于计划来实现。当所有有关人员了解了组织的目标及为达到组织目标他们应当做出什么贡献时，他们会自觉协调各自的活动，互相协作，结成团队。

另一方面，计划可以减少资源浪费，提高效益。计划的本质是合理配置和利用组织资源，以最小的投入获得最大的产出。计划提供了工作目标及达成目标的途径，可以避免不协调的行为发生，减少人、财、物的重复及多余投入，能最大限度地减少资源浪费，从而提高护理管理效益和经济效益。

（四）有利于组织控制工作

计划是管理者进行控制的标准。控制的实质是管理人员为保证下属执行的结果与计划相一致，对执行中出现的偏差采取纠正措施，从而保证行动方向的正确性。计划是控制的前提和基础，为管理工作提供了"定盘星"和检查标准，没有计划，控制会因缺乏标准而无法进行。

三、计划的分类

（一）按计划作用的时间分类

1. **长期计划**　一般指 5 年以上的计划。制订长期计划需要建立在对未来发展趋势充

分论证和研究后，做出科学预测的基础上。长期计划是组织或个人发展的蓝图，对组织或个人具有战略性、纲领性的指导意义。组织发展的长期计划，通常由高层管理者制订，时间跨度较大，涉及重大方针政策和策略，可变化的因素较多。

2. **中期计划** 一般指 2～4 年的计划。通常是根据长期计划提出的阶段性目标和要求，并结合计划期内的实际情况制订。该类计划通常由中层管理者制订，时间跨度较大，内容较详细而具体。

3. **短期计划** 一般指 1 年或 1 年以内的计划，指对未来较短时间内的工作安排及一些短期内需完成的具体工作部署。短期计划一般由基层管理者制订，时间安排较短，内容比中期计划更加详细具体。

（二）按计划的规模分类

1. **战略性计划** 是指决定整个组织的目标和发展方向的计划。它包括目标及达到目标的基本方法、资源的分配等。战略性计划一般为长期计划，通常由高层管理者制定，该类计划一经确定，不能轻易更改，如卫生事业发展"十二五"规划等。

2. **战术性计划** 是为实现战略性计划而采取的手段，是将战略计划中具有广泛性的目标和政策转变为确定的目标和政策。战术性计划时间跨度小、范围较窄，计划内容具体明确，具有可操作性，灵活性较强，如护士岗前培训计划、护士排班计划等。

（三）按计划的约束程度分类

1. **指令性计划** 是以指令形式下达给执行单位，要求严格遵照执行的计划。该类计划由上级主管部门制定，具有强制性，如《护士条例》等国家的政策和法规。

2. **指导性计划** 指由上级主管部门下达的只规定方向、要求或一定幅度的指标，各部门参照执行，主要依靠经济杠杆以保证其实现的计划。该类计划由上级主管部门制定，体现国家计划决策和综合平衡的要求，但是以参考性、间接性的计划形式出现，一般只规定完成任务的方向、目标及指标，对完成任务的方法未做强制性的规定。

（四）按计划的覆盖面分类

1. **整体计划** 是指一个组织和系统所有工作的总体设计。

2. **局部计划** 又称专项计划，指为完成某个局部领域或某项具体工作而制订的计划。

（五）按计划的层次性分类

1. **高层管理计划** 是指由组织中的高层管理者制定的，具有长远性、全局性、稳定性，多关系到组织全局的总体计划。主要包括组织未来一段时间内总的战略目标、战略重点、战略措施等，如护理部制定的护理人才培养规划。

2. **中层管理计划** 是指由组织的中层管理者根据上级行政部门的要求及本部门的实际情况制订的本部门的管理计划，大多涉及具体工作程序及相关制度，如护理人员专业发展计划等。

3. **基层管理计划** 是指由组织的基层管理者制订的具体工作安排，多数是关于具体业务活动的执行性计划和内部工作计划，如科室季度排班计划等。

四、计划的形式

（一）宗旨

宗旨是社会赋予组织的基本职能及使命。它回答的是一个组织是干什么和按什么原则干的问题，如"以患者为中心"的宗旨。

（二）目的或任务

目的或任务是社会赋予一个组织的基本职能的具体反映。一个组织应该具有一个或一个以上的目的或任务。例如，医院的一个目的是治疗疾病，为了这个目的，医务部、护理部、药房、手术室等分别有不同的任务。

（三）目标

目标是在宗旨、任务指导下，整个组织活动要达到的可测量的、具体的成果，如本年度本院住院患者的满意度达到95%以上。

（四）策略

策略是为实现组织目标而采取的对策，是实现目标的行为过程、工作部署，以及对人力、物力、财力、时间、信息等资源的安排，如某医院提高患者满意度的策略之一是加强健康教育。

（五）政策

政策是为了实现组织目标，组织做出的明文规定，在决策和处理问题时，用来指导和沟通思想、行为，以保证部门及个人行动与组织目标的一致性。政策指明了组织活动的方向和范围，鼓励什么，限制什么，如护士晋升政策。组织政策要符合国家和地方法律法规。

（六）程序

程序是为实现预期目的，根据时间顺序进行的一系列相互关联的活动，是处理重复发生的例行问题的标准方法，如入院程序。

（七）规则

规则是根据具体情况采取或不采取某个特定行动的要求，是最简单的计划，如公共场所禁止吸烟。

（八）规划

规划是个人或组织制订的比较全面长远的发展计划，是在对未来整体性、长期性、基本性问题的思考和考量基础上，设计未来整套行动的方案，包括宗旨、目标、政策、程序、规则等。规划有大有小，如某医院三年发展规划等。

（九）预算

预算是一种能用数据或数值表示的计划,如某医院制订本年度设备购置预算为100万。

五、计划在护理管理中的应用

（一）计划在护理管理中的意义

1. **计划为护理组织活动提供了方向和目的，有利于实现组织目标**　例如，医院护理部围绕医院年度总目标制订各项工作的计划及具体步骤，明确各级护理人员及其护理工作的范围和期限，不仅有利于年度护理各项目标的实现，最终也有利于医院年度工作目标的实现。计划能帮助护理管理者将工作统筹安排，使行动对准既定目标，从而保证目标的最终实现。

2. 有利于减少工作中的失误 未来的工作在时间和空间上都有较大的不确定性和不稳定性，虽然计划不能完全消除未来的不确定和可变因素，但可以预测变化趋势及对组织的影响因素，从而制订适应性、灵活性最佳方案和解决问题的方法。例如，护理部制订的针刺伤处理应急预案，以及护理部根据医院即将扩建的规划制订的护理人才储备计划。

3. 有利于合理利用资源 计划职能使组织中的全体成员具有明确而共同的目标和明确的行动步骤，使组织中的人力、物力、财力、时间和信息等资源能合理分配和使用，极大地提高组织的工作效率。例如，一份科学合理的护生实习带教计划，可以调动临床护理人员的积极性，既可促进护理人员学习护理理论知识，又可以锻炼和提高临床护理人员的教学水平。又如，当所有护理人员了解到医院护理组织的目标是要提高患者的满意度时，各级护理管理者会合理安排本部门护理人员的工作，各班次的护理人员也会自觉地协调活动，互相协作。

4. 有利于纠正偏差 计划是控制的基础，科学的计划可以指导控制工作，及时发现问题、发现偏差，及时纠正，以最大程度降低风险，减少损失。例如，护理部派质量控制人员定期到各科室进行护理质量控制，必须根据提前制定的护理质量标准进行评价，才能保证质量控制活动的顺利进行。

5. 有利于提高护理质量 科学的管理计划可以保证各项工作正常而有序的进行。医院的各项护理管理制度、护理常规质量标准等都是以计划的形式表示的，这些计划可以使护理人员在工作中按章办事，增强工作责任心，减少差错事故发生，保证患者和护理工作安全，有利于护理质量的提高。

（二）护理管理中的常用计划

1. 护理人员计划 包括以下几个方面：①护理人员的选用、晋升及培养计划。②护理人员的编制及分工计划。③护理人员的考核评价及奖惩计划。

2. 护理服务计划 包括以下内容：①完善及提高服务质量计划。②物资规划及减少资源浪费计划。③患者的管理及陪护的管理计划。④成本及效益等方面的计划。

3. 预算计划 包括以下内容：①人力预算。②物资消费预算。③日常的护理运转预算等。

（三）计划在护理管理中应用的注意事项

1. 护理计划应服从于医院总体计划 护理计划属于医院总体计划的子计划，必须根据医院总体规划和总目标来制订。

2. 把握适宜的计划周期 在制订护理计划过程中，护理管理者应根据各自医院和护理单元各项护理工作的内容性质、难易程度、轻重、多寡等具体情况来确定计划的周期和类型。

3. 充分考虑内外环境因素 内外环境既是组织发展的基础，又是制约组织发展的因素，护理管理者应结合自身情况，用科学的方法进行深入分析、全面考虑。

4. 制定适宜的目标体系 在制定护理目标时应注意总目标与分目标、各分目标之间的相互联系、相互衔接、相互协调、相互补充，避免具体目标之间的矛盾与冲突。

5. 高度重视质量管理计划 质量管理是护理管理的重点，科学而详细的质量管理计划有助于管理者和护士有章可循，依章办事。

6. **合理安排各项活动**　护理实践中各项活动繁多，要注意合理安排人员和时间，既要与医院的总体安排相协调，又不能因为活动而影响临床工作。

第 2 节　计划的编制

案例 2-2

随着社会老龄化程度的加剧，某医院护理部敏锐地捕捉到社会的发展契机，通过初步的调研和分析，认为未来对老年护理的需求将逐渐增大，因此计划开展老年护理社会服务项目。初步研讨后，其认为有三种方案可以选择：一是在院外开办一家直属老年康养护理院；二是在院内开辟一个新科室，专门针对老年人进行康复护理和照护；三是与社区现有康养机构合作。对于这三种方案哪种更适合医院的情况，护理部需进一步做研究并制订计划。

问题： 1. 计划编制时需要遵循哪些原则？

2. 编制计划时需要有哪些步骤，如何进行？

3. 护理部应当如何进行 SWOT 分析？

一、计划编制的过程

（一）计划编制的基本原则

1. **目标性原则**　目标是行动想要得到的结果，它既是行动的起点，也是行动的终点。计划工作应该以目标为导向，因此目标的制定尤为重要。目标要求具体、可测量。例如，护理部确定的目标为本年度护士"三基"考试优秀率达 95%。

2. **系统性原则**　计划工作要从整体效益出发，小局服从大局，局部服从全局，全面考虑系统中各构成部分的关系及它们与环境的关系，如护理部的计划属于医院总体计划的一部分，应与医院总目标协调一致。

3. **重点性原则**　一个组织同一时间需要解决的问题往往有很多，制订计划时，应全面考虑各方面因素，分清主次和轻重缓急，抓住关键和重点，着重解决影响全局的重点问题。

4. **适应性原则**　计划要适应不断变化的客观环境。由于影响客观事物发展变化的因素复杂，具有不确定性，因此在制订计划时，要全方位考虑，使计划有弹性、留有余地，从而能灵活地适应环境变化。在实施计划过程中，也需要随着与实现计划目标有关的因素的变化，不失时机地对计划进行修订和调整，使计划始终保持适应性。

5. **优选性原则**　计划制订时，尽可能地设计多种可供选择的计划，并从中选取最科学、先进、实用且相对经济的计划作为执行计划。

（二）计划编制的步骤

制订计划的步骤是否科学合理，会影响计划的合理程度。科学地制订计划要按照一定的步骤进行，根据计划过程中各部分的内在联系，制订计划一般分为以下七个步骤。

1. **分析评估**　是计划的第一步，组织要对内外环境情况及自身条件进行全面而充分的调查预测和分析。调查和分析的内容：①社会需求、社会环境、社会资源、社会对组织的影响等。②组织内部的实力、现状、政策、技术信息等资源情况及人力资源的利用等。③服务对象的需求。通过分析评估确定组织应如何适应环境变化，服从服务于社会需求和服务对象需求，为制定目标奠定基础。

2. **确定目标**　在分析评估的基础上，为组织或个人制定目标。目标为组织指明了发展方向，可以激励和凝聚组织中的成员，促进管理者合理决策，也可以作为衡量组织或个人绩效的标准。目标必须有清晰的界定，以避免目标分解上的失真。明确的目标应包括时间、数量和质量三方面的内容，还要可测量、可实现，符合 SMART 原则。在制定明确目标的过程中可以采用 SWOT 分析法，对计划目标实现的可能性进行详细评估。通常在确定总目标后，各部门按照总目标拟定分目标，总目标控制分目标，层层把控，以有效控制全体员工努力的方向。

3. **拟定备选方案**　根据目标提出多个备选方案。拟定备选方案时要集思广益、开拓思路，必须与目标保持一致，必须建立在对内外部条件估量的基础上。主要考虑：①方案与组织目标的相关程度。②可预测的投入与效益之比。③公众的接受程度。④下属的接受程度。⑤时间因素。

4. **比较方案**　备选方案确定后，根据计划的前提条件和目标，认真讨论、分析和论证每一个方案的优点和不足，并按优先次序排列。排列优先次序可根据：①所期望的社会效益。②是否符合政策规定。③公众的准备程度。④社会关系的有关因素。⑤时间安排的可行性。

5. **选定方案**　是决策的关键步骤。在对各种备选方案进行分析和评价的基础上选择具体明确、经济、可行的方案，并明确实施的具体时间和步骤。

6. **制订辅助计划**　选定基本方案后，将总体计划进行分解，列出具体行动计划或辅助计划，以辅助和扶持该方案。

7. **计划预算**　是计划的最后一步，对选定方案中所涉及的有关经费进行测算，使计划数字化。计划预算是衡量计划工作进度和完成程度的重要标准。

链　接　SWOT 分析和 SMART 原则

　　SWOT 分析又称态势分析法，是由旧金山大学的管理学教授 Heinz Weihrich 于 20 世纪 60 年代提出来的。SWOT 分别代表：优势（strengths）、劣势（weaknesses）、机遇（opportunities）、威胁（threats）。SWOT 是一种战略分析方法，是一种能够较客观而准确地分析和研究一个单位现实情况的方法。通过对被分析对象的内部资源、外部环境的分析，来清晰地确定被分析对象的资源优势和缺陷，了解其所面临的机遇和挑战，综合评估得出结论，从而在战略与战术两个层面调整方法、资源，以保障达到所要实现的目标。

　　制定目标应符合 SMART 原则。S（specific）指目标应具体、明确，要用具体的语言清楚地说明要达成的行为标准，不能笼统、模棱两可，如"降低跌倒风险"就是一个模糊的目标，如果原来跌倒发生率在 5%，现在目标可以定为"使跌倒发生率下降至 3%"。M（measurable）指可观测、可测量，目标宜数量化或者行为化，评价时有明确指标。A（attainable）指可实现，所制定的目标在付出努力的情况下可以实现，避免设立过高或过低的目标。R（relevant）指相关性，各分目标对于总目标的实现有相关联性，各分目标也相互协调配合。T（time-bound）指有时间限制，目标设置要具有明确的时间限制，根据工作任务的权重、事情的轻重缓急，拟定出完成目标项目的时间要求，定期检查项目的完成进度，及时掌握项目进展的变化情况。

二、计划编制的方法

（一）滚动计划法

滚动计划，又称滑动计划，是一种动态编制计划的方法。滚动计划不像静态分析那样，等一项计划全部执行完后再重新编制下一时期的计划，而是根据计划的执行情况和环境变化情况定期修订未来的计划，在每次编制或调整计划时，均将计划按时间顺序向前推进一个计划期，即向前滚动一次。

滚动计划的具体做法：在制订计划时遵循"远粗近细"的原则，同时制订未来若干期的计划，把近期的详细计划和远期的粗略计划结合在一起。在计划期第一阶段完成后，根据该阶段的执行情况和内外部环境变化情况，对原计划进行修正和细化，并将整个计划向前移动一个阶段，以后根据同样的原则逐期向前移动。

滚动计划法使短期计划与中期计划有机结合起来，对保证项目的顺利完成具有十分重要的意义。但是由于各种原因，在项目进行过程中经常出现偏离计划的情况，因此要跟踪计划的执行过程，以发现存在的问题。

（二）计划评审技术

PERT（program evaluation and review technique）即计划评审技术，是利用网络分析制订计划及对计划予以评价的技术，它描绘出项目包含的各种活动的先后次序，标明了每项活动的时间或相关的成本，能协调整个计划的各道工序，合理安排人力、物力、时间、资金，加速计划的完成。PERT 最早是由美国海军在计划和控制北极星导弹的研制时发展起来的，应用该技术，使原先估计的研制时间缩短了两年。在现代计划的编制和分析手段上，PERT 被广泛使用，是现代化管理的重要手段和方法之一。

1. **概念**　构造 PERT 图需要明确以下四个概念。

（1）事件（event）：表示主要活动结束的那一点。

（2）活动（activity）：表示从一个事件到另一个事件之间的过程。

（3）松弛时间（slack time）：不影响完工前提下可能被推迟完成的最长时间。

（4）关键路线（critical path）：是 PERT 网络中花费时间最长的事件和活动的序列。

2. **工作步骤**　开发一个 PERT 网络要求管理者确定完成项目所需的所有关键活动，按照活动之间的依赖关系排出它们的先后次序，以及估计完成每项活动的时间。可以归纳为以下五个步骤。

（1）确定完成项目必须进行的每一项有意义的活动，完成每项活动都产生事件或结果。

（2）确定活动完成的先后次序。

（3）绘制活动流程从起点到终点的图形，明确表示出每项活动与其他活动的关系，用圆圈表示事件，用箭线表示活动，结果得到一幅箭线流程图，即为 PERT 网络。

（4）估计和计算每项活动的完成时间。

（5）借助包含活动时间估计的网络图，管理者能够制订出包括每项活动开始和结束日期的全部项目的日程计划。在关键路线上没有松弛时间，沿关键路线的任何延迟都将直接延迟整个项目的完成期限。

3. 优缺点　　PERT 是一种有效的事前控制方法，是一种计划优化方法。通过进行时间网络分析，可以使各级主管人员熟悉整个工作过程，并明确自己负责的项目在整个工作过程中的位置和作用，增强全局观念和对计划的接受程度。同时通过时间网络分析使主管人员更加明确其工作重点，将注意力集中在可能需要采取纠正措施的关键问题上，使控制工作更加有效。但是 PERT 并不适用于所有的计划和控制项目，其应用领域具有较严格的限制。采用 PERT 所获结果的质量很大程度上取决于事先对活动事件的预测，若对各项活动的先后次序和完成时间都能有较准确的预测，则通过 PERT 网络分析法可大大缩短项目完成的时间。

（三）甘特图

甘特图又称横道图、条状图，以提出者 Henry Laurence Gantt 先生的名字命名，是用图示的方式，通过活动列表和时间刻度表示出特定项目的活动顺序与持续时间。甘特图基本是一条线条图，横轴表示时间，纵轴表示项目，线条表示在整个期间计划和实际的活动完成情况。它直观地表明任务计划在什么时间进行及实际进展与计划要求的对比。管理者可通过甘特图便利地弄清一项任务还剩下哪些工作要做，并可评估工作进度。

1. 优点

（1）图形化，通用技术，易于理解。

（2）中小型项目一般不超过 30 项活动。

（3）有专业软件支持，无须担心复杂计算和分析。

2. 局限

（1）甘特图主要关注进程（时间）管理。

（2）软件的不足：尽管能够通过项目管理软件描绘出项目活动的内在关系，但是如果关系过多，纷繁复杂的线图必将增加甘特图的阅读难度。

3. 绘制步骤

（1）明确项目牵涉到的各项活动、项目。内容包括项目名称（包括顺序）、开始时间、工期、任务类型（依赖/决定性）和依赖于哪一项任务。

（2）创建甘特图草图。将所有的项目按照开始时间、工期标注到甘特图上。

（3）确定项目活动依赖关系及时序进度。使用草图，按照项目的类型将项目联系起来，并安排项目进度。此步骤将保证在未来计划有所调整的情况下，各项活动仍然能够按照正确的时序进行，也就是确保所有依赖性活动能且只能在决定性活动完成后按计划展开，同时避免关键性路径过长。关键性路径是由贯穿项目始终的关键性任务所决定的，它既表示了项目的最长耗时，也表示了完成项目的最短可能时间。请注意，关键性路径会由于单项活动进度的提前或延期而发生变化，而且要注意不要滥用项目资源。同时，对于进度表上的不可预知事件要安排适当的富裕时间。但是，富裕时间不适用于关键性任务，因为作为关键性路径的一部分，它们的时序进度对整个项目至关重要。

（4）计算单项活动任务的工时量。

（5）确定活动任务的执行人员及适时按需调整工时。

（6）计算整个项目时间。

4. 制作工具　常用于制作甘特图的工具有 Microsoft Office Project、GanttProject、jQuery Gantt、Excel 等。

（四）预测分析法

预测分析法指根据已知信息，对事物在将来的某些特征、发展状况的一种估计、测算活动。根据事物的过去和现在估计未来、根据已知预测未知，可减少对未来事物认识的不确定性，以指导我们的决策行动，减少决策的盲目性。

常用的预测分析法可分为三大类：①定性预测法，包括德尔菲法、专家会议法、岗位分析法等。②数学模型法，包括回归模型法、时序模型法等。③模拟模型法，包括交互影响模拟技术法、数字模拟仿真法。

（五）里程碑图

里程碑图是一个目标计划，它表明为了达到特定的里程碑，去完成一系列活动。里程碑计划通过建立里程碑和检验各个里程碑的到达情况，来控制项目工作的进展和保证实现总目标。

第 3 节　目 标 管 理

案例 2-3

某医院考虑五年发展规划，拟扩建院区，需储备一批护理技术及管理人才，于是护理部制订护理人才培养计划。对于护士的自身提升，采用目标管理方法，首先制定全院护士发展总计划和目标，其中包括"在职护理人员科研能力提升计划和目标""在职护理人员学历提升计划和目标""中级职称护理人员参加护理管理培训率目标""一年内新护士'三基'培训率和'三基'考核优秀率目标"等，然后组织动员各级护理人员，讨论制订科室及个人计划和目标。各科室、个人目标和医院总体目标相协调一致，个人目标具体明确，如"每年发表论文 2 篇"等，每个科室和每名护理人员都有了自己的努力方向，主动提升意识和工作效率明显增强。

问题： 1. 什么是目标管理？

2. 目标管理与普通计划的区别是什么？

3. 目标管理的特征和作用是什么？

一、目标管理概述

（一）目标的概念和性质

1. 目标的概念　目标是在宗旨和任务指导下，组织要达到的可测量的、最终的具体成果。计划工作和一切管理工作都以目标为基础，目标决定着管理的内容、方法、人员配备、机构建立等。每个组织都有目标，这是组织宗旨的具体化，是一个组织奋力争取获得的成果。目标为组织确立了工作方向，激励着组织中的全体成员努力完成组织任务，同时目标还可以成为评价工作成效的尺度。

2. 目标的性质

（1）层次性：一个组织从结构上看是分层次的系统组织，因此组织的目标也是层层分解的，由总目标和各级分目标构成一个完整的目标体系。

（2）网络性：目标和具体的计划构成网络，组织的目标通常是通过各种活动在网络中相互联系、相互促进来实现的。有效的组织结构要做到目标之间相互关联。

（3）多样性：目标可以按优先次序分为主要目标和次要目标，按目标的性质分为定性目标和定量目标，按时间长短分为长期目标和短期目标。

（二）目标的分类

按目标的范围目标可分为组织目标和个人目标。

1. 组织目标　是管理者及所有组织成员的行动指南，它明确规定了组织及组织中的个人在特定的时间范围内所要完成的具体任务。它是组织为达到其宗旨所制定的可衡量的正式指标。组织目标又可以分为总目标和分目标，也可以分为主要目标和次要目标、长期目标与短期目标、定量目标与定性目标等。

2. 个人目标　是个人期望在一定的时间范围内要取得的成就。组织是由个人组成的，因此，在组织内部，除了组织目标，还存在着组织成员希望通过他们个人在组织中的能力而达到的个人目标，组织中的个人目标能否实现，是组织成员能否继续留在组织内工作的重要原因。管理者要努力找出个人与组织目标的结合点，使个人目标与组织目标有机地结合起来。

（三）目标管理的概念

目标管理（management by objective）是由组织中的管理者和被管理者共同参与目标制定，在工作中由员工实行自我控制并努力完成工作目标的管理方法。目标管理的思想是由美国管理学家 Peter F. Drucker 于 20 世纪 50 年代在《管理实践》中最先提出的，在各行业中被广泛应用。目标管理是现代护理管理中一种先进的管理思想和方法，它以工作目标为中心，以提高组织的经济效益和社会效益为目的，来加强组织的全面计划管理。

链　接　管理学家介绍

Peter F. Drucker 于 1909 年生于维也纳，先后在奥地利和德国求学，于 1931 年获法兰克福大学法学博士学位。Peter F. Drucker 于 1954 年出版《管理实践》一书，将管理学开创成为一门学科，从而奠定了其管理大师的地位；1966 年出版的《卓有成效的管理者》一书，是高级管理者必读的经典之作；1973 年出版的《管理：任务、责任和实践》是一本给企业经营者的系统化管理手册。

Peter F. Drucker 对人类有卓越贡献及深远影响，被尊为"大师中的大师""现代管理之父"。2002 年 6 月 20 日，美国总统乔治·布什宣布 Peter F. Drucker 成为当年的"总统自由勋章"获得者，这是美国公民所能获得的最高荣誉。

（四）目标管理的特征

1. **强调参与式管理**　目标管理要求管理者与被管理者共同制定总目标、分目标及个人目标，使各层次、各部门、各成员都明确自己的任务、方向、考评方式，促进相互之间协调配合，共同为实现组织目标而努力，形成一种人人工作有目标的局面。这种管理方法充分肯定了员工的工作责任感，可激发员工的创造性，促使员工的潜能得到发挥。

2. **强调自我管理**　目标管理强调组织中各单位、个人确立自己的目标，并相信人一旦接受了目标，就能够自我管理，去为实现目标而努力。组织和管理者对实现目标的程序、方法等不做指令性规定。目标管理充分肯定人的潜力，鼓励员工发挥其最大的积极性、创造性和责任感，选择各种有效措施去实现目标。

3. **强调整体性管理**　目标管理把组织的总目标逐层分解，落实到每个部门和每个成员，各自分目标以总目标为导向，使他们都明确各自工作目标和组织总体目标的关系，从而达成相互合作，协调统一，共同努力，以实现组织总目标。

4. **强调自我有效评价**　在目标管理过程中，各层管理人员通过检查考核获取反馈信息，在对取得的工作成果进行评价时，特别强调自我对工作中的成绩、不足、错误进行对照总结，经常自检自查，以进一步提高效益，并在反馈中强调员工自我评价，同时制订一系列奖励措施，以促使员工更好地发挥作用。

（五）目标管理的作用

1. **主导作用**　目标对组织的发展规划、管理活动、成员努力方向等起着主导作用。目标还为组织决策和组织行为提供了方向，直接影响组织活动及组织成员的行为，关系到组织的兴衰存亡。管理者只有明确组织目标才能判断组织前进的正确方向。

2. **标准作用**　目标是检验组织中各部门或成员行为结果的标准，是评价组织成员成绩的衡量尺度。它可以衡量组织行为是否符合组织需要，对组织任务的完成是否有利。组织目标的实现与否，可作为组织各部门和成员的考核依据。

3. **激励和推动作用**　目标决定着组织应该走向哪里、将如何到达。明确的目标使管理者和被管理者都受到激励，可转化为一种强烈的推动力，使其尽最大努力去完成组织任务。明确的组织目标，注重将个人需要与组织目标有机结合起来，以提高组织成员的工作自主性及责任感，激励组织成员在实现组织目标的同时发挥个人潜能，并在组织中获得更大发展。

4. **协调作用**　目标规定了组织成员的具体任务及责任范围，对组织中各部门及成员的思想、行动具有统一和协调作用，可以使组织中各部门及成员的思想和行动协调一致，从而提高工作效益。

二、目标管理的过程

（一）制定目标体系

制定目标体系，是实施目标管理的第一步，也是最重要的一步。制定目标要进行科学的预测和决策，遵循制定有效目标的原则，目标应明确，让组织成员了解。总体目标应从上而下层层分解，直至每一名组织成员，以形成目标体系。这一阶段包括四个步骤。

1. **高层管理者确定总目标**　这是一个暂时的、可以改变的目标预案，它既可以由上级提出，再同下级讨论确定，也可以由下级提出，上级批准。无论哪种方式，必须共同商量决定。上层管理者或领导角色必须把握组织的长远战略，对组织应该和能够完成的目标做到心中有数。

2. 审议现有组织结构及职责分工　目标管理要求每一个分目标都有确定的责任主体，因此预定目标之后，需要重新审查现有组织结构，根据新的要求进行调整，明确目标责任者和协调关系。

3. 制定分目标　明确组织的规划和目标后，商定下级的分目标。在讨论过程中，上级要尊重下级，倾听下级意见，帮助其制定与组织发展协调一致的目标。分目标要具体量化，便于考核，并分清轻重缓急，既要有挑战性，又要有实现可能性。每名员工和部门的分目标要与其他的分目标协调一致，支持本单位和组织目标的实现。

4. 协议授权　分目标制定后，要授予下级相应的资源配置权力，实现权责利的统一，上级和下级就实现各项目标所需的条件及实现目标后的奖惩事宜达成协议。

（二）组织实施

目标管理重视结果，强调自主、自治和自觉。实施过程的中心环节是建立严格的责任制，实行自我管理、自我控制。该阶段由执行者自行管理，管理者提供咨询、协调、支持、定期指导检查、及时纠正偏差等。

由于目标体系形成后，任何一个环节出问题都可能牵动全局，因此上级不能时不时下命令，也不能放任不管。在实施过程中，上级的管理是不可缺少的，要进行定期检查，保持信息畅通，及时了解情况，并采取帮助的态度，甚至给予必要的资源支持以使下级部门、组织成员更好地达成目标。下级也应及时将完成目标的情况向上级汇报，尤其是遇到困难、有可能影响到目标达成时，及时反馈，有利于组织及时应对或修订目标。

（三）考核评价

这一阶段为目标考评阶段，主要是评价各部门、各组织成员的目标实现程度。可以有两种考评方式：一种是自我考评，即组织中各部门、各成员自身对照目标及自己所取得的工作业绩来判断个人目标是否达成、达成程度及存在问题等；另一种是他评，即组织的上级部门对下级部门及组织成员进行考核评价。这两种形式可以单独或联合采用。考核评价时应注意：赏罚分明，奖勤罚懒；根据实现目标的程度和工作成绩的大小、好坏进行奖惩；对完成目标的情况进行分析，肯定成绩，纠正错误；制定新目标，进入下一个目标管理循环。

三、目标管理在护理管理中的应用

（一）目标管理在护理管理中的作用

护理目标管理是配合医院组织系统，将护理总目标按组织的层次等级层层分解，形成各级分目标，构成一个护理目标体系，最后落实行动的过程。

1. 有利于护理工作计划的执行　计划是实现目标的行动方案，计划中包含了实现目标的措施、时间要求和考核标准等。目标管理使目标得到具体分解、层层落实，为计划的实施提供保证。护理工作计划由护理部根据护理工作目标而制订，并将工作计划随工作分目标一起落实到各护理单元和每名护理人员，使他们明确自己的责任和工作项目、时间、奖惩条件。每个人都按照分目标的要求努力工作，保证了护理总目标的实现和工作计划的执行。

2. 有利于护理质量控制   明确工作的总目标，并制定阶段目标、部门目标及岗位目标，就可以此为标准，检查在计划执行过程中是否偏离轨道，及时发现问题，及时解决问题。护理部可以阶段性地到各科室对照目标进行检查，反馈信息，使护理工作能顺利完成、工作质量得到提高。

3. 有利于调动护理人员工作积极性   护理部在制定总目标和分目标时，要求与各级护理人员共同商讨论证，综合考虑各部门、各岗位的条件，确定既切实可行、又稍高于现状的目标，使每一名护士都有目标方向，在实现个人目标后，产生成就感，从而提高工作积极性。

（二）护理工作中运用目标管理的步骤

护理管理过程中引入目标管理，有利于提高护理管理效能。护理目标管理的基本步骤是制定目标体系、实施目标和业绩考评。以某医院提高住院患者满意度的目标管理为例，具体步骤如下。

1. 护理部根据内外部环境条件因素确定护理工作总目标   护理部通过对过去三年患者满意度情况的分析，根据医院服务质量的总体要求，提出"下一年住院患者的满意度达 95%以上"的总目标。

2. 审议现有组织结构及职责分工   通过审议现有组织结构及职责分工情况，发现以往因没有专门的患者满意度考评管理部门和人员，考评过程存在不公平情况，结果存在较大偏差，护理部决定在护理部设专门的护理质量控制督导组，它独立于各科室开展工作，职责是制订或修订提高患者满意度的考核内容、指标、方案等并对各科室进行考评。同时由护理部组织成立护理质量改进小组。组长由护理部主任或副主任担任，组员由各科护士长、病区护士长担任，明确各部门责任及协调沟通方式。

3. 制定分目标   各级护士长根据护理部的总目标制定出分目标，同时明确科室及个人职责，再根据职责具体分工落实。

4. 协议授权   明确总目标和分目标评价的时间及评价标准，对全院护士进行宣传动员，使护士们充分认识提高医疗服务质量的必要性和提高患者满意度的重要性。在此基础上签订各级协议，调动各部门和护士个人的主观能动性。

5. 组织实施   各部门和护士自我管理、自我控制，努力提升护理质量，提高患者满意度。护理部质量控制督导组定期检查评估，及时反馈存在的问题，护理部根据需要，对各部门给予必要的支持或提供资源。在实行目标管理中，一定要通过学习、研讨等方式让护理人员明确目标、职责和责任，充分调动护理人员的积极性，让护理人员自觉接受技术培训和相关知识的学习，主动改善工作态度和改进工作方法，提高实际工作质量，最后达到实现全年住院患者满意度 95%以上的工作目标。

6. 考核评价   在实施过程中，根据阶段目标及考核标准，对检查结果及时反馈，对结果好的部门及时表扬鼓励，对结果较差的部门进行原因分析并给予适当的批评。年终进行总结性考核评价，奖优罚劣，并及时总结经验，为进入下一个目标管理循环奠定基础。

（三）护理工作中运用目标管理的注意事项

（1）目标制定和实施前应该对各级护理人员进行有关目标管理的知识教育，在确定目标的过程中，应有各级护理人员亲自参与，使目标既切合实际，又具有挑战性。

（2）护理部和每个护理单元应使下属了解护理部的任务、内容、工作标准、资源及限制。

（3）分目标的制定应围绕护理部总目标进行，在充分调研讨论分析的基础上确定，目标应具体、恰当。

（4）制定的目标中各级部门的职责一定要明确并有相应的进度要求。

（5）实施目标管理期间应根据进度和时间安排经常进行评价，强调成果并给予正强化刺激。

（6）目标制定和实施过程中应充分预见和考虑影响目标成功的相关因素，如实施环境、实施方式等，并能根据变化随时进行目标的调整。

第 4 节 时 间 管 理

案例 2-4

某医院护士小李因工作认真负责被提拔为护士长后，更加努力工作，每天加班加点，除了忙着制订科室管理计划、整理科室资料、参加查房和各项会议、对患者及家属进行健康教育之外，还帮主班护士核对医嘱，帮实习带教老师管理学生，及时处理各种突发事件，忙得脚不着地。但是科室业务工作质量并不好，护士们也不满意，有诸多怨言，小李感觉到身心俱疲。护理部针对小李等一批新任护士长出现的问题，及时应对，专门对他们进行了时间管理培训，小李学会了分析自己的时间管理情况，并重新调整了工作思路，经过一段时间后，科室工作条理性增强，护士们各司其职、有条不紊地工作，小李也从繁杂的事务中解脱出来，有时间去思考科室质量改进方面的措施了。

问题：1. 什么是时间管理？

2. 如何评估时间使用情况？

3. 护士长应如何安排和管理工作时间？

一、时间与时间管理概述

（一）时间的概念与特征

1. 时间的概念 自古至今，人们都从不同的角度概括了对时间的认识。有人说时间是财富，是生命，是速度，是知识等。马克思主义的时空观认为："时间是运动着的物质的存在形式。"时间不能脱离物质而独立存在，没有物质也就没有时间；同时物质也不能脱离时间而存在，运动着的物质也只能在时间内才能运动。Peter F. Drucker 曾说："时间是最高贵而有限的资源。"时间是最平凡的，也是最珍贵的，金钱买不到它，地位留不住它。时间给予每个人每天的数量是固定的，都是 24 小时，但是不同的人在相同的时间内体现的价值则不同。例如，对人类做出巨大贡献的科学家与普通人的时间价值是完全不同的。时间的价值是以个体或社会群体在一定时间里取得的成果及对社会的贡献与作用来衡量的。对社会的贡献越大，时间的价值也就越大。

2. 时间的特征

（1）客观性：时间虽然无形，却同物质一样是客观存在。人们可以通过认识和利用它的客观规律，从而较快地实现既定的目标。

（2）方向性：时间具有无法改变的方向性，即所谓一去不复返。时间的方向性在哲学上也称"维性"。

（3）无存储性：时间是无法储存的。莎士比亚曾说过："时间是无声的脚步，不会因为我们有许多事情要处理而稍停片刻。"时间资源与其他资源相区别的重要一点就是无存储性，无论你是否使用，时间都照常消耗，既无法储存，也不能预支。

（二）时间管理的概念和条件

时间对每个人都是公平的，一天 24 小时，人人都一样。有的人能很好地利用和计划时间，做到事半功倍，而有的人却碌碌无为，浪费时间，虚度年华。护理工作繁杂、瞬息多变，科学而有效地管理时间显得尤为重要。工作是无限的，时间却是有限的，有效的时间管理对确保组织目标的实现发挥着重要作用。每一名护理人员都应高度重视时间管理，提高时间的利用率和有效性，以完成既定的组织目标和实现个人目标。

1. 时间管理（time management） 是指在同样的时间消耗下，为提高时间的利用率和有效性而进行的一系列活动。时间管理包括对时间进行的计划和分配，以保证重要工作顺利完成，并留有足够的余地处理某些突发事件或紧急变化。

2. 时间管理的条件

（1）树立时间观念：管理者必须从思想上认识到时间是宝贵的无形资源，浪费时间就是浪费生命、浪费财富。要具有管理时间资源的自觉性和提高时间利用率的意识，除了来自快节奏的生活和任务要求等环境压力外，最主要的是个人要具有责任感，具有高尚的人生观、价值观和明确的生活目标。

（2）具有时间成本效益概念：时间成本效益，即支出的单位时间所获得的"目标效果"。生活中，我们发现很多人十分辛苦，疲于奔命，但仔细研究就可以发现，许多工作是在白白浪费时间。管理者要注意考察时间利用的有效性，做到在规定时间内完成任务，获得成果，力争用最少的时间获得最大的经济效益或管理效益。

（3）具有实效观念：管理者要认识到机不可失，时不再来，把握时机，才能创造机会。很多时候，机会对每一个人都是均等的，行动快的人得到了它，行动慢的人就错过了它。所以，要抓住机会，就必须与时间竞争。

（4）具有时间控制的能力与技巧：即具有科学地计划安排时间和按计划执行的能力。准确判断工作的先后顺序，评估时间的花费，减少自己的时间浪费，适当地授权，将有效的时间用于完成重要的工作。

（5）认识自己的思维特征：每个人由于个性、文化背景及人格的不同，具有不同的思维特征，某些人为单向思维型，这类人群任务明确，每次只做一件事，一般会及时完成任务；另一些人属于多项思维型，他们一般容易改变自己的计划，层次性及结构性差，易影响任务的完成。因此，护理管理者在时间管理过程中，要认识自己的思维特征和尽量减少思维特征对时间利用的影响。

（三）时间管理的基本程序

1. **评估时间利用情况**　通过记录每日工作中有多少事务、每项事务需要花费多少时间，来评估自己时间的分配和安排是否合理（表 2-1）。评估时间利用情况，是时间管理的基础，有人自认为记忆力很强，不用记录也能清楚知道自己的时间分配情况，但他们实际花费的时间常常与记忆估计中的不一样。要管理好自己的时间，首先应真实评估自己的时间实际是如何耗用的。例如，护理管理工作中需要评估以下内容：①有哪些护理活动及护理管理活动，每一项需要多少时间。②时间的安排是根据什么来确定的。③需要处理的紧急事务是什么。④需要增加或减少哪些活动。⑤存在哪些浪费时间的因素。⑥如何才能减少时间浪费。⑦护士最忙及最闲的时间段有哪些。⑧个人每日最佳及最差的工作时间段有哪些。⑨时间的安排是否符合护理管理者的时间安排标准。

表 2-1　时间记录表

日期	工作	起始时间	完成时间	耗时（分钟）	结果	点评

2. **确定工作目标和工作优先顺序**　明确组织在单位时间内要完成的具体工作目标，以及自己每日预期完成的工作。并不是所有的预期目标和任务都是同等重要的，要分清主次，按照目标的重要性确定优先顺序，以便在时间安排上确保首先完成重要目标和事项。

3. **选择利用时间的策略**　一般要明确以下几个问题：①实现工作目标需进行哪些活动。②每项活动需要花费多少时间。③哪些活动可以安排同时进行。④哪些活动可以授权让下属去做。

4. **列出时间安排表并实施**　时间安排表应包括为完成任务所需的活动及预定的完成时间。此外，还要为每日留出一定的计划时间及自由时间，并根据事情的主次安排时间次序，完成工作。

5. **评价时间花费的有效性**　①评价时间安排是否合理有效，是否完成了组织或个人的任务，达到了目标。②是否在恰当的时间内完成了需要完成的工作。③是否在安排各项活动时主次分明。④有无时间的浪费。⑤是否可以减少时间的浪费，可采用哪些策略。⑥是否合理地安排了自己的管理时间，授权是否有效。

二、时间管理的策略与方法

（一）时间管理的策略

1. **分析浪费时间的因素，采取相应的控制措施**　浪费时间是指花费了时间但未取得任何对完成组织或个人目标有益的行为。很多管理者都存在时间浪费的现象，其原因可分为主观和客观两个方面，可以从以下几个方面分析。

（1）找出根本不必做的事情：将时间记录拿出来，逐项地问"这件事如果不做，会有什么后果"，如果认为"不会有任何影响"，那么这件事就应该立刻取消。对付这类事情，只要审度一下，对于组织有无贡献、对于他人有无贡献、对于对方的组织有无贡献，如果都没有，就可以取消。

（2）找出可以由别人代为完成而又不影响效果的活动：Peter F. Drucker 在《卓有成效的管理者》一书中提到，一位总经理通过记录时间后发现，在他参加的宴会中，事实上有 1/3 只要由公司的高级管理人员到场即可，并非每次都要他亲自参加，主办方不过希望把该公司列在请客名单上而已。作为管理者，从管理工作到业务工作，从整体到局部，常常有很多事情或活动，管理者需要有敏锐的洞察力，科学分析哪些事情必须亲力亲为，而哪些事情是可以由他人代为完成的。每一位管理人员在管理过程中都会找出可以由别人代为参加而又不影响效果的活动。例如，病房护理人员操作技能的具体培训工作、护生带教工作、设备仪器维护管理工作、患者的各项具体护理工作等，护士长可以通过评估选择有能力、有责任心的其他护理人员协助管理或执行，不必亲自参加病房的各种大小事务。

（3）找出浪费别人时间的活动：如果该活动管理者自己可以控制，并且可以消除，就应当取消。管理人员处理的工作也许是很必要的，但是处理方式有可能浪费别人的时间，如某医院护理部主任想提高医院护理质量而每周召开全院护士会就是没有必要的。

链 接   浪费时间的主客观因素及消除策略

在时间管理中有多项因素干扰时间的有效利用，其中包括外部因素和内部因素。首先应分析这些干扰因素，了解浪费时间的原因，然后针对原因，找出解决办法。

浪费时间的客观因素，主要包括计划外电话干扰、不速之客、社交应酬过多、沟通无效、用人不当、资料不全、信息来源缺乏、权责混淆、进度失控、不必要的会议、政策与程序不清、文件复杂、协调者能力低、工作搁置、突发事件等。

浪费时间的主观因素包括缺乏有效使用时间的意识和技巧、危机应付不当、缺乏计划或计划不周全、未设定目标、主次不分、贪求过多、事必躬亲、无效授权、条理不清、自律不足、不善于拒绝、拖延、缺乏决策力、处理问题犹豫、随时接待来访者、个人物品或文件杂乱无章、工作时精神不集中等。

消除浪费时间的策略如下。

1. 缩短电话谈话时间，谈重要的事情时，手边准备纸笔，可随时记录。

2. 尽量不要在办公室接待顺道来访者，以缩短谈话时间，必要时可预约下次拜访。

3. 文件、案卷及时整理。

4. 保持上下沟通的渠道畅通。

5. 学会拒绝非职责范围内的工作及责任。

6. 改变犹豫不决的性格。

7. 制订具体并切合实际的计划。

8. 列出管理活动的先后次序。

9. 及时完成各项工作，避免拖拉。

10. 应用备忘录。

11. 决策果断，工作有条不紊。

12. 留出时间以处理突发事件，并设定突发事件或危机处理机构及预案。

13. 利用"5S"技巧（整理、整顿、清扫、清洁、养成习惯），及时清理办公桌和办公室，丢弃无用的文件。

14. 适当授权。

15. 有计划、有选择地参加会议及社交活动。

---

2. 合理安排工作时间　原则为要事第一。时间是有限的，而每天似乎有永远也忙不完的事，如果不能分清主次，则每天都将被琐事纠缠，难成就大事。因此，管理者需要学会分析自己的工作，列出真正重要、对影响目标完成有真正影响的事件，首先安排时间去做这些事情，掌握轻重缓急，把握目标方向，才能成功。

3. 有时间管理的计划，做到标准化、定量化　要做出合理的时间安排和达到目标的计划，对时间使用要有标准，并进行时间预分配，对实际的时间支出要按标准进行有效控制。

4. 充分利用最佳工作时区　人的最佳工作年龄时区通常在 25～50 岁，对管理者而言，效益最佳时区一般是 35～55 岁。另外，由于生物钟不同，每个人都有自己最佳的工作时区，每个季度、每周甚至每日不同时间的脑力、体力都有所不同。例如，有些人的最佳时间在上午，而有些人可能是晚上。因此应掌握自己身体功能的周期性，在效率最佳时，集中精力处理重要或棘手的问题、创造性强或复杂的工作等；在效率最差的时段，可以处理例行性事务、电话联络、接待访客、进行基本行政工作等。

5. 保持时间利用的相对连续性和弹性　心理学研究认为，人们专心做一件事或思考一个问题时最好能连续完成，不要间断。如果出现间断，则需要一段时间集中注意力，有时甚至在间断后再也达不到间断前的效果。因此，在处理关键工作时，要排除各种干扰，让精力完全集中。护理管理过程中容易出现突发事件，在计划时间时要留有余地，并需注意劳逸结合，以利于工作的持久性。

6. 学会授权　在时间管理上，授权是一个重要的策略。管理者应学会授权的艺术，让最擅长的人来负责或执行。授权中要注意以下几点：①找出哪些工作可以授权他人去做。②选择有能力的下属承担工作，并在授权中培养其工作能力，使其受益而产生一定的动力。③信任对方、尊重对方。④清楚地说明对工作的要求。⑤赋予下属相应的权力，以便于开展工作。⑥在下属执行中应进行督促、指导。

7. 学会拒绝　作为护理管理者，必须清楚，一个人不可能在一定的时间范围内完成所有的任务，达到所有人的期望，满足所有人的要求。因此，护理管理者应学会拒绝。当对方所请求的事情属于以下几种情况时，护理管理者要巧妙果断地说"不"：不符合组织及个人目标要求的事情；不属于自己职责范围内的事务；自己不感兴趣或感到无聊的事情；非自己能力所及且需花费工作时间以外时间的事情；会影响到自己正常职责范围内工作的事情等。

8. 学会避免"时间陷阱"　管理者必须学会识别并避免几个常发生的"时间陷阱"，如活动轮回、欠缺计划、事必躬亲、会议病、计划外电话、不速之客干扰、文件杂乱无章、做事拖拉等，其中最危险的是活动轮回。避免时间陷阱最基础的就是提前做好计划，明确列出有价值的工作目标和事项，并为其安排适当的完成时间，严格按照计划实施，并定期进行阶段性的总结评价。

（二）时间管理的方法

1. 时间 ABC 分类法　将各阶段的目标分为 A、B、C 三个等级，A 为最优先（必须完成的）；B 为次优先（很想完成的）；C 为较不重要的（目前可以暂时搁置的）。时间 ABC 分类法的核心是抓住主要问题，解决主要矛盾，保证重点工作，兼顾全面，有效利用时间，提高工作效率（表 2-2）。

表 2-2　时间 ABC 分类特征及管理要点

分类	占工作总量的百分比	特征	管理要点
A	20%～30%	最重要 最迫切 后果影响大	首先做，亲自做 占工作时间的 60%～80%
B	30%～40%	较重要 一般迫切 后果影响不大	可以亲自做，也可以根据情况授权 占工作时间的 20%～40%
C	40%～50%	无关紧要 不迫切 后果影响小	委托或授权 不占用工作时间

时间 ABC 分类法安排时间的步骤：①每日工作开始前，列出全天的工作日程清单。②对清单上的工作进行归类，清单上的工作如果是常规的，就按程序办理，如召开交班会、核对医嘱等。③根据工作内容的特征、重要性及紧急程度进行分析，确定各项工作 A、B、C 分类等级。④按时间 ABC 分类特征及管理要点进行各项工作的时间安排，做出全日工作时间分配表。⑤按 A、B、C 三个等级分别开展工作，首先全力投入 A 类工作，完成后进行 B 类工作。C 类在大多数情况下可暂时搁置，或委派他人去做。大胆减少 C 类工作，避免浪费过多时间。记录各项工作实际完成的工作时间。⑥每日总结分析，将计划时间安排与实际使用时间进行对比，分析时间使用效率，以便重新调整时间安排，更有效地工作。

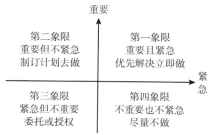

图 2-1　时间管理"四象限"法

2. 时间管理"四象限"法　著名管理学家 Stephen R. Covey 提出了一个时间管理的理论，把工作按照重要和紧急两个不同的程度进行划分，可以分为四个"象限"（图 2-1）。

第一象限：重要且紧急。需要护理管理者马上去处理，如抢救患者、危急事件处理等。

第二象限：重要但不紧急。指对于完成工作目标很重要，但可能不会引起即刻注意的工作，如制订计划、人员培训、定期检查工作质量、建立人际关系、制订防范措施等。管理者的主要精力和工作时间应有重点地放在此类工作上，这样可以做到未雨绸缪，防患于未然，使其不演变成重要又紧急的事务。

第三象限：紧急但不重要。管理者有时候感觉忙而无功，往往是因为把大量时间都花在了这类事务上，如计划外的电话、不速之客、过多的会议、繁杂的资料整理等。对这类事务，管理者可以采取三种方式：①马上办，但只花一点时间。②委托或授权，找人代办。③集中处理。注意，委托或授权不是倒垃圾，不能让对方感到你是把自己不爱干的事推给别人。高明的委托或授权，既可以让管理者从琐事中解脱出来，有更多时间关注重要但不紧急的事情，又可以让被委托方或被授权方感到管理者对他的重视和培养。

第四象限：不重要也不紧急。如闲聊、无价值的会议等。此类事件主要是浪费时间，应尽力放弃。对于个人爱好、亲情沟通之类，可根据对工作情况及生活安排进行综合分析，适当调整时间或限制时间。

三、时间管理在护理管理中的应用

（一）时间管理在护理管理中的作用

护理工作具有责任重大、节奏快、工作中不确定因素多、需要与各方面协调配合等特点，护理管理者的时间常被一些非计划性事物所占用，因此，在护理管理中运用时间管理的方法，对提高工作效率、管理效果有重要作用。

1. **防止拖延时间，提高工作效率**　做好时间管理，认识时间的特征，学习、掌握使用时间的有效方法，为护理工作进行一系列的程序设计等，可提高护理管理的工作效率。将时间科学地安排和使用，可避免不必要的工作，保证重要工作任务如期完成。

2. **能保证有序地处理问题，有效地利用时间**　做好时间管理，可以使护理管理者明确事务的轻重缓急或主次顺序，从而保证最重要的工作得到落实，同时也能妥善地安排时间处理其他问题。

3. **激发成就感和事业心**　时间管理是面对有限时间而进行的自我管理。有效而充分地利用时间，做好自我管理、自我控制，可以帮助护理管理人员或护理人员提高工作效率，在一定时间内获得较多的业绩，提高工作成就感，满足自我价值的实现，从而进一步调动工作积极性，形成良性循环。

（二）护理工作中运用时间管理的措施

1. **掌握时间管理的程序，养成时间管理的习惯**　养成每天记录所做事情及其消耗时间的习惯，对时间消耗情况做到心中有数；通过记录，分析查找浪费时间的原因，找出不必要做的事情、可以委托或授权做的事情；根据合理安排时间的原则和方法，列出长期、中期、短期目标及每日工作日程等，分清轻重缓急和主次，做好时间计划，按照计划执行；保持时间利用的相对连续性；合理安排时间，保证一定弹性时间，以处理突发事件。

2. **工作中尽量减少干扰**　正确地认识"开门办公"政策，"开门"是指对患者、患者家属敞开办公，但不等于他们可以随时进入打断正在进行的管理工作。接待来访者或接听电话很大程度地影响了护理人员的正常工作，一不小心就会陷入"时间陷阱"。针对护理工作的干扰因素，可以采取以下措施：①根据工作目标判断事情的重要性和紧急性，如对患者病情突然变化后的某些意外情况，要立即采取措施处理，而面对一般性问题，宜按轻重缓急纳入日常工作中处理。②对与工作目标无关的电话和来访者，可由助手代为处理（紧急和重要情况除外）。③打电话时抓住要点，电话旁边放置纸笔便于记录重要事项。④尽量安排在办公室外的走廊中接待来访者，如果事情重要再请到办公室内细谈。⑤尽量缩短谈话时间，如果谈话内容不重要，可尽量使用肢体语言，如合上笔记本、整理桌上的文件、将身体移到椅子的边缘、站起身、看看表、向门口走去、礼貌地直接解释有紧急事件要处理、表示谈话可以结束或预约时间以后再谈等。⑥对于内部人员的谈话，可安排在每日工作松闲的时间或定期召开员工会议，提供交流的机会。⑦对与护理有关的档案资料进行分档管理，按重要程度或使用频繁程度分类放置，并及时处理。

（三）护理工作中运用时间管理的注意事项

（1）护理管理者要有极强的时间观念，工作中有时间成本效益观念和时效观念，有控制自己有限时间的能力。

（2）护理管理者在工作中能熟练掌握时间管理的策略和方法，节约与灵活运用时间，以提高工作效率。

（3）护理管理者必须为自己和所管理的部门制订计划，设定工作目标，坚持以目标为工作导向进行时间管理。护理管理者能明确工作的主次关系，将工作目标进行排序，以保证最重要的目标能在有限的时间内得到最高的优先权。为了更好地达到目标，护理管理者还需要列出为实现目标所必须进行的具体活动，并将活动排序，列出活动日程，制订每日工作计划。

（4）护理管理者在进行时间管理时，应考虑下属的时间管理能力，注重对下属时间管理方法的培训，使团队工作能力提高、效率提高。

自测题

A₁/A₂ 型题

1. 长期计划一般是指时间大于（　　）

   A. 1 年　　　　B. 2 年　　　　　C. 3 年

   D. 4 年　　　　E. 5 年

2. 短期计划是指（　　）

   A. 1 年以下计划　　　B. 1 年以上计划

   C. 2 年以上计划　　　D. 3 年以上计划

   E. 4 年以上计划

3. 计划过程的第一个步骤是（　　）

   A. 确定目标　　　　B. 拟定备选方案

   C. 评估资料　　　　D. 选定方案

   E. 计划预算

4. 在管理的基本职能中，属于首位的是（　　）

   A. 计划　　B. 组织　　C. 领导

   D. 控制　　　　E. 协调

5. 使近期计划和远期计划相互衔接，保证能根据环境的变化及时进行调节，这是（　　）的优点

   A. 滚动计划法　　　B. 网络计划技术

   C. 情景计划法　　　D. 预算

   E. 甘特图

6. 在下列计划的形式中，主要针对反复出现的业务而制订的是（　　）

   A. 目标　　　B. 程序　　　C. 规划

   D. 预算　　　E. 政策

7. 用线条表示的计划图表，现在常被用于编制进度计划，这种图通常被称为（　　）

   A. 甘特图　　　B. 网络图　　　C. 控制图

D. 柱状图　　　　E. 目标脉络图

8. 指令性计划和指导性计划的分类依据是（　　　）
   A. 计划作用的时间　　B. 计划的约束程度
   C. 计划的规模　　　　D. 计划的覆盖面
   E. 计划的组织层次

9. 指导性计划的特点是（　　　）
   A. 上级部门制定工作目标
   B. 上级规定完成任务的方法
   C. 具有强制性约束力
   D. 依靠经济杠杆以保证其实现
   E. 上级部门按阶段验收成果

10. 下列不属于计划表现形式的是（　　　）
    A. 护理人员培训的相关政策
    B. 护理部制定的工作目标
    C. 护理部编制的人员培训经费预算
    D. 护理部整理的学科发展新信息
    E. 护理部制定的工作制度

11. 医院各项规章制度属于下列哪项计划形式
    （　　　）
    A. 目标　　　　B. 规则　　　　C. 程序
    D. 政策　　　　E. 策略

12. 中国卫生事业发展规划属于（　　　）
    A. 高层计划　　　　B. 中层计划
    C. 基层计划　　　　D. 作业计划
    E. 短期计划

13. 计划要适应不断变化的客观环境，体现了计划
    编制的（　　　）
    A. 目标性原则　　　　B. 系统性原则
    C. 重点性原则　　　　D. 适应性原则
    E. 普遍性原则

14. 建立目标体系的基础和起点是（　　　）
    A. 员工制定目标
    B. 领导分配任务
    C. 最高管理层制定出"总目标"
    D. 员工执行任务
    E. 考核评价

15. 要使员工目标与总目标和部门目标相配合，必
    须注意（　　　）
    A. 员工目标要有挑战性
    B. 员工目标数量不可多
    C. 员工要参与讨论
    D. 员工目标要力求量化
    E. 员工目标要力求具体化

16. 下列不是目标应具备的特征的是（　　　）
    A. 明确性　　　　　B. 时间期限
    C. 不可测量性　　　D. 可行性
    E. 具体性

17. 下列哪项不是目标的作用（　　　）
    A. 标准作用　　　　B. 推动作用
    C. 协调作用　　　　D. 宣传作用
    E. 主导作用

18. 目标是回答（　　　）
    A. 为什么做　　B. 怎样做　　C. 做什么
    D. 何时做　　　E. 何人做

19. 关于目标管理的特点不正确的是（　　　）
    A. 强调参与式管理　　B. 强调指令性管理
    C. 强调整体性管理　　D. 强调自我管理
    E. 强调自我有效评价

20. 实施目标管理中最重要的一步是（　　　）
    A. 组织实施　　　　B. 考核评价
    C. 制定目标体系　　D. 实施奖惩
    E. 自我管理

21. 时间管理"四象限"法是从两个维度考虑，分
    别为紧急和（　　　）
    A. 非紧急　　　　B. 重要　　　　C. 次要
    D. 长期　　　　　E. 长远

22. 不会对同事和老板说"不"容易造成（　　　）
    A. 拖延　　　　B. 恐惧　　　　C. 超负荷
    D. 效率高　　　E. 活动轮回

23. 时间 ABC 分类法认为的 A 类工作是（　　　）
    A. 重要的
    B. 可以根据自己的时间安排后完成
    C. 较重要
    D. 重要且必须优先完成
    E. 不很重要

24. 以下属于重要但不紧急的事情的是（　　　）
    A. 抢救患者　　　　B. 培训护理人员
    C. 旅游　　　　　　D. 接待突然来访者
    E. 走亲访友

25. 时间管理最重要的意义是（　　　）
    A. 提高工作效率　　B. 激励员工的事业心
    C. 有效利用时间　　D. 有利于管理
    E. 防止拖延

26. 从生理学角度讲，人的最佳的工作年龄是
    （　　　）
    A. 20～40 岁　　　　B. 25～40 岁

C. 25～50 岁　　　D. 30～50 岁

E. 40～50 岁

27. 时间 ABC 分类法中 B 为（　　　）

A. 最优先的　　　　B. 必须完成的

C. 次优先的　　　　D. 最不重要的

E. 最紧急的

28. 管理工作中最危险的"时间陷阱"是（　　　）

A. 活动轮回

B. 工作无重点

C. 做非自己力所能及的事

D. 选择助手

E. 工作交给他人

29. 护理工作中的"开门办公"指（　　　）

A. 对社会敞开办公

B. 对患者及家属敞开办公

C. 对医生敞开办公

D. 对行政敞开办公

E. 对护士敞开办公

30. 时间管理四象限法中, 管理者的主要精力和工作时间应有重点地放在（　　　）

A. 重要且紧急的事

B. 重要但不紧急的事

C. 不重要但很紧急的事

D. 不重要也不紧急的事

E. 不重要一般紧急的事

（郭春红）

第1节　概　述

案例　3-1

　　某医院护士长聘任实行竞争上岗。护士甲，护理专业大学本科毕业，在普外科病房工作 7 年，经过这次竞聘，被领导安排到胸外科担任护士长。老护士长在原科室工作了 10 余年，工作业绩很好，深受科室同志的好评，只因一纸文凭被迫让位，心里很有想法，为此在新护士长上任时，她没有交班就离开了。科室其他护士也认为护士甲太年轻、没有经验，不积极配合她的工作。新护士长上任后面临的情况是科室非常忙碌，护士之间交流很少，科室有几名护士年长于她，其他护士较年轻，她本人也比较内向，从未从事过管理工作，她对如何做好病房组织管理工作感到非常迷茫。

问题：1. 什么是组织？

　　　2. 在实现组织目标的过程中，组织有什么重要性？

　　　3. 假如你是新护士长，该如何组织工作？

　　组织是管理的一项基本职能，是人类社会生活中普遍存在的社会现象。组织是实现管理目标的工具，是整合管理要素效用的载体。组织职能是进行人员配备、领导、控制的前提，为了实现组织目标，确保护理管理工作的顺利开展，根据护理工作的特点和需要，必须建立和完善相应的组织管理体系。组织管理是运用现代管理科学的组织理论，设计合理的组织结构，建立合适的工作模式，创造和谐的工作环境，凝聚力量，整合资源，激励员工，从而有效地完成组织目标。

一、组织的概念

　　组织的概念可以从静态和动态两个方面理解。

　　从静态方面看，组织（organization）即组织结构，是由工作、任务和责任关系及联系组织各部门的沟通渠道所构成的系统。

　　从动态方面看，组织（organizing）即组织职能，是指为了有效实现组织目标，建立组织机构，配备组织人员，使组织协调运行的一系列活动。

　　理解组织的概念，需要注意以下四点。

（一）组织必须有目标

　　目标是组织存在的前提。组织作为一个整体，首先要有共同的目标，才能有统一的指挥和行动。组织的所有活动都会围绕这个目标而展开，并且承担一定的社会功能，组织内各个成员在这个共同目标的感召下，聚集在一起并共同实现目标。

（二）组织是一个人为的系统

组织是由两个或两个以上的人构成的，只有当组织目标靠一个人的力量难以完成时，建立相应的组织才是可取的。组织经过有效的整合后，形成一个有效的团体，可发挥整体的优势，产出大于个人的力量，发挥最大的效用。

（三）组织要有不同层次的分工与协作

组织目标是个体单独活动无法达到的，组织的效率也是个人效率无法比拟的。因此，组织要达到理想的目标和效率，就必须建立组织机构，且组织内部需要不同层次的分工与合作，每个职位的权利和义务都应有明确的规定，明确成员的职权和职责，构成一个具有层次的权责角色结构系统。

（四）组织要不断变化与发展

组织内外环境总是处在不断变化的过程中，组织必须不断地获取信息，根据环境变化调整自己的业务范围，才能在社会竞争中求得生存与发展，满足不断变化的社会需要，发挥组织的最大功能。

二、组织的作用

组织是社会发展过程中人们的分工与合作要求的必然结果。在社会活动中，由于各自生理、心理及社会文化环境的限制，每个人的知识及能力表现不同，为了提高工作效率，必须进行分工，使人们在同一时间、不同地点从事相同的或不同的劳动，或同一地点从事相同或不同的工作，但这种分工必须在协调一致的基础上才能取得综合效益，这种分工又合作的组合就构成了组织。因此，组织具有以下几方面的作用。

（一）形成新的生产力和竞争力

组织设立的根本原因是个体无法完成某项目标或任务，从而将两个或两个以上的个体通过某种形式组合成一个新的总体，通过这种组合，不仅直接增强组织力量，还由于成员之间的协调配合，以及分工的专业化、工序的流程化等原因，形成了新的生产力和竞争力。

（二）满足组织成员的需要

组织内各成员通过努力，不仅实现组织的共同目标，而且各成员的物质和精神方面的需求也将不同程度得到满足。

（三）形成群体文化

组织内的各成员形成一个总体后，为了完成组织目标，在长期的协调配合中，将逐步形成共同的人生观、价值观、世界观，从而形成组织的群体文化。

（四）作为实现管理目标的载体及工具

组织为实现目标提供了载体及工具，组织是根据管理目标设计的一套由不同部门、职位、人员组成的权责角色结构，用来保障目标的实现。

（五）在对外联系中有实体作用

在各种管理活动的社会联系中，管理者都是以自身组织为实体，即以所在组织代表的身份出现，而不是以个人或其他形式出现。因此，组织在对外联系中具有实体作用。

三、组织的分类

从不同的角度可将组织进行多种分类。根据组织形成方式，可将组织分为正式组织和非正式组织。

（一）正式组织

正式组织（formal organization）是指为了实现组织目标，有目的、有意识地设计和建立的，具有明确权责关系和协作关系的群体。正式组织有明确的组织系统、组织章程、职位及工作标准。正式组织成员的活动要服从所属机构的规章制度和组织纪律。

正式组织一般具有以下特点。

（1）有明确的宗旨和目标。

（2）有明确的组织章程及各项管理制度。

（3）有明确的分工与协作。

（4）强调效率原则。

（5）有组织赋予的正式权力和上下隶属关系。

（6）不强调组织成员工作的独特性，各成员的工作及职位可以相互调换。

（二）非正式组织

非正式组织（informal organization）是人们由于兴趣爱好相同、习惯志向一致等而自发形成的群体。非正式组织虽然没有特定的目的、成文的章程和规范，但对正式组织有相当的影响力。

非正式组织一般具有以下特点。

（1）成员间有共同的兴趣爱好，彼此吸引，相互依赖，是自发组成的团体，一般没有明确的组织目标。

（2）组织内的成员有较强的内聚力和行为一致性。

（3）组织内的领袖虽不一定具有较高的地位和权力，但却具有较强的影响力。

（4）有不成文的行为规范和奖惩办法，对成员有实际的控制力。

（5）没有法定的组织结构及职位，具有不稳定性。

在正式组织中，或多或少存在着非正式组织，它是不以人的意志为转移而客观存在的。非正式组织可以产生积极作用，也可以产生消极作用。积极作用是可以促进信息沟通，满足员工的心理需求，重视个人的情感。消极作用是影响个人才能的发挥，降低工作效率，容易传播错误信息，影响正式组织的稳定和改革。管理者应正确认识非正式组织，积极引导组织成员树立正确的工作态度和价值观念，努力发挥非正式组织的积极作用，减少其消极作用。

链　接　　正式组织与非正式组织的特点比较

特点	正式组织	非正式组织
产生方式	共同的目标	自发形成，彼此具有情感心理的需要
责权利关系	权力由组织赋予，下级必须服从上级	无法定权利、义务和隶属关系，组织内成员一般都有自己的领袖人物，虽然不一定具有较高的地位和权力，但具有较强的实际影响力

续表

特点	正式组织	非正式组织
分工协作	分工明确，成员服从安排，在组织内积极协作	有不成文的行为规范制约成员的行为，调整内部关系
沟通方法	有明确的信息沟通渠道	组织内部信息交流带有感情色彩，沟通渠道流畅，信息传递快
工作效率	讲究效率	不确定
凝聚力	强调群体或团队，不强调成员的独特性，组织成员的工作及职位可以替换	有较强的凝聚力和行为一致性，成员之间自觉进行相互帮助，但易出现"抱团"现象

四、组织结构

（一）组织结构的概念

组织结构（organizational structure）是指构成组织的各要素之间相对稳定的关系模式。组织结构是为了实现组织目标，对完成组织目标的人员、工作、技术和信息等方面所做的制度性安排，通常表现为一个组织的人力资源、职权、职责、工作内容、目标、工作关系等要素的组合形式，为组织提供一种实现工作目标的框架。组织结构是一个组织是否实现内部高效运转、是否能够取得良好绩效的先决条件。而组织能否顺利地达到目标，能否促进个人在实现目标过程中做出贡献，很大程度上取决于组织结构的完善程度。组织结构可用组织图来描述，显示组织整体结构、各个部门职权关系及主要职能，其中，纵向形态表明权力与责任的关系，如各个部门之间的指挥、管辖等关系，水平形态表明部门与分工的情况。

（二）组织结构的类型

考点
组织结构
的类型

组织结构的类型多种多样，基本类型包括直线型、职能型、直线参谋型、直线职能参谋型、矩阵型等。但在现实的管理中，大部分组织并不是单纯的一种类型，而是多种类型的综合体。组织结构基本类型如下。

1. **直线型组织结构**　是一种最简单的组织结构形式，组织中只有一套纵向的行政指挥系统，各职务按直线排列，上级对下级直接管理，也称单线型组织结构（图 3-1）。这种组织结构的特点是组织的各层次管理者负责该层次的全部管理工作，下属只接受一个上级的命令，管理人员在其管辖范围内有完全的职权。优点是结构简单、权责明确、

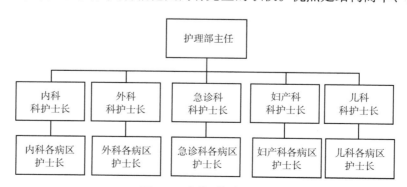

图 3-1　直线型组织结构

权力集中，联系简捷，做决定较容易和迅速，有利于统一指挥和控制。缺点是组织结构较简单，对领导要求高，常常由于个人知识能力或时间精力有限而顾此失彼，难以应付。不适合较大规模、业务复杂的组织，另外权力高度集中，易造成权力滥用。

2. **职能型组织结构** 是以职能分工为基础，通过专业的划分，由职能管理机构领导业务机构（图 3-2）。优点是管理分工较细，管理人员专业化，能充分发挥职能部门专业管理作用，管理效率高，可减轻上层管理者的负担。缺点是容易形成多头领导，不利于组织统一指挥，易造成管理混乱；过分强调专业化，使管理人员忽视了本专业以外的知识，不利于培养高层管理者；各职能部门间横向联系不够，配合也较差，当环境变化时适应性有一定的局限。实际工作中，纯粹的此类结构较少。

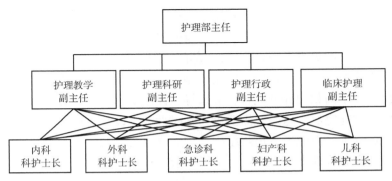

图 3-2　职能型组织结构

3. **直线参谋型组织结构** 是以直线为基础，设指挥系统和管理职能系统两套系统（图 3-3）。优点是综合了直线型和职能型组织结构的优点。缺点是不同直线部门和职能部门目标不易统一，容易产生不协调。

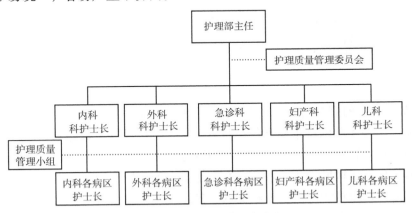

图 3-3　直线参谋型组织结构

4. **直线职能参谋型组织结构** 结合了职能型和直线参谋型组织结构的优点。这种组织结构的特点是把组织管理机构和人员分为两大类：一类是直线指挥部门和人员，在自己的职责范围内有一定的决定权，对下属实行指挥和命令，并对自己部门的工作负全责；另一类是参谋部门和人员，其是直线部门的参谋，对下属直线部门可提供建议和业务指导，在特殊情况时可指挥下属，并对直线主管负责，以保证各项组织任务

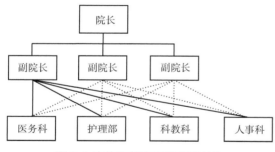

图 3-4 直线职能参谋型组织结构

的顺利完成（图 3-4）。这是对直线参谋型的改良，适合于大、中型组织。优点是既可以统一指挥、严格责任制，又可以根据分工和授权发挥职能人员的作用，提高工作效率。这种结构是实际工作中应用最多的一种类型。

5. 矩阵型组织结构 又称矩阵制，是一种组织目标管理与专业分工管理相结合的组织结构（图 3-5）。这种组织结构既保留了直线职能结构的形式，又设立了按项目划分的横向领导系统。矩阵型组织结构中的各小组人员既接受职能部门领导，又接受横向机构领导。例如，在一个矩阵型组织中，按照目标负责的医务科、护理部、总务处、财务科等职能部门共同负责医院日常工作。部门管理者对工作任务的完成担负全面职责，职能部门的管理者拥有分管工作职能的重要领导作用。院长位于矩阵之外，基本职能是全面管理、协调、平衡权力和处理各种关系等。而医院定期的中心任务，都要求多个职能部门通力协作才能完成，这时就需要设立临时性和常设性机构。这些结构由各职能部门派出有关人员参加，由此形成矩阵组织结构。优点是有利于组织跨职能的高度协调，增加人员交流和提高管理水平。缺点是组织复杂、双重领导、稳定性差。

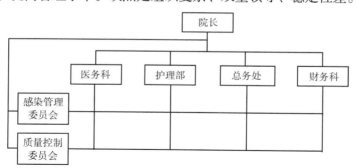

图 3-5 矩阵型组织结构

6. 团队 是目前盛行的一种组织形式。为了实现某一目标而由相互协作的个体组成的正式群体。构成团队的基本要素包括目标、人、定位、权限及计划。团队合理利用每一个成员的知识和技能进行协同工作，解决问题，达到共同的目标。通过团队成员的共同努力能够产生积极协同作用，使团队的绩效水平远远大于个体成员的绩效总和。例如，为支持贫困地区治疗白内障患者而组成的"健康快车"是由各医院抽调的眼科医生、护士及麻醉、行政、后勤等人员组成的团队，其共同努力，高绩效地治愈了大批患者。根据团队存在的目的可将其分为多种类型，如问题解决型团队、多功能型团队和自我管理型团队等。例如，质量管理中的质量圈就是一种解决问题型团队。团队较传统的组织结构更具优势、更灵活，反应更迅速，可以创造团结精神，促进成员之间的合作，可以打破部门界限，快速地组合、重组、解散，能够促进成员参与决策，增强民主气氛，提高工作效率，可作为传统组织结构的补充。

7. 委员会 常与上述组织机构相结合发挥功能，主要起咨询、合作、协调的作用。尤其是一些发展中机构，有许多重要的专业计划，很难指派组织中的任何单位负责，此时多以委员会的形式处理，而委员会成员是由来自不同部门的专业人员和相关人员组成的，共同研究各种管理问题，如医院感染管理委员会、医院药事委员会、护理教育委员会、质量管理委员会、职称评审委员会等。委员会的组成应考虑以下因素：①成员应具有高度的个人意愿，即有使命感、时间及精力等；②应由具有不同工作经验及教育背景的成员组成，如护理职称评定委员会应由护理行政领导者、护理专家等组成。委员会的优点是利于沟通与协调，可以集思广益，利于集体审议与判断；能够代表集体利益，具有一定的权威性，易获得群众信任，防止权力过分集中；有利于促进管理人员成长。缺点是费时，职责分离，有些参与讨论的人不负责执行决议或责任少，对落实组织决定不利。

8. 网络组织 是一个由活性结点的网络联结构成的有机组织系统。而这里的网络不仅指"互联网"，也指相互关联而没有中心的特定形态。网络组织结点可以由人、团队、部门或组织构成，信息流驱动网络组织运作，网络组织协议保证网络组织的正常运转，网络组织通过重组来适应外部环境，通过网络组织成员合作、创新等来实现网络组织目标。网络组织的特点是不存在必然的上级和下属，只有独立的"结点"，边界模糊，具有开放性、流动性和灵活性。例如，在"互联网+"行动计划的引导下，北京健康护航科技有限公司通过互联网成立"护联网"，与 60 多所护理院校、10 家省级护理学会和 200 所医院建立合作，建立了 151 个微信群，拥有 98 000 多名注册护士，5000 名护理志愿者。通过 O2O（线上到线下）模式开展护理专业技术教育、转岗就业服务、出国进修及学术研究等，为护理专业人员的职业发展搭建了服务平台。这一网络组织的作用主要是通过"护联网"平台积累护士资源，为市场上需要护士的医疗机构、养老机构、上门服务机构提供服务。

组织经过合理的设计并设立以后，并不是一成不变的。当今社会不断发展，这就要求组织要及时调整，适应变化的环境。我国的护理管理工作，也要随着组织内外环境的变化做出适应性的调整，如整体护理工作的开展、护理人员的规范化培训、护理文化建设等；通过护理组织的不断变革，迎接挑战，以适应我国医疗卫生事业发展的需要。

五、组织在护理管理中的应用

护理组织系统是医疗卫生组织系统中的一个重要组成部分，是指以保证和提高护理质量为目标，运用系统论的概念和方法，把护理管理的各个阶段、各个环节的职能组织起来，形成一个既有明确任务、职责和权限，又能互相协调、互相促进的有机整体。组织系统是否完善、合理，影响着护理专业的持续发展，护理组织系统通过建立护理组织体系，可以把全院的护理人员组织起来，明确各部门、各科室、各环节的护理职能，使护理工作制度化、标准化、程序化，有效保证各项护理工作的完成。

（一）我国护理行政管理组织结构

1. 国家卫生健康委员会护理管理机构 在我国卫生行政部门的护理管理系统中，国家卫生健康委员会的医政医管局是主管护理工作的职能机构（图 3-6），它的职责是为全国城乡医疗机构制定有关护理工作的政策、法规、人员编制、规划、管理条例、工作制度、职责和技术质量标准等；配合教育、人事等部门对护理教育、人事等进行管理；并通过"卫生健康委员会护理中心"进行质量控制和技术指导、专业骨干培训和国际合作交流。

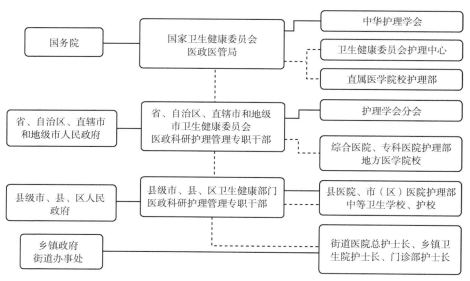

图 3-6　我国护理行政管理组织结构模式图

2. 各级政府和卫生行政部门的护理管理机构　各省、自治区、直辖市卫生健康委员会均有一名人员分管医疗护理工作。除个别省市外，地（市）以上卫生健康委员会普遍在医政医管处（科）配备一名具有主管护师或以上技术职称人员，全面负责本地区护理管理，并根据需要和条件，配备适当的助手。部分县卫生健康委员会也配备了专职护理管理干部，加强护理管理。各级卫生行政组织中的护理管理机构与人员的职责和任务：在各级主管护理工作管理者的领导下，根据实际情况负责制定并组织贯彻护理工作的具体方针、政策、法规和护理技术标准；提出并实施发展规划和工作计划，检查执行情况；组织经验交流；负责听取工作汇报，研究解决存在的问题；与中华护理学会各分会相互配合，加强护理专业指导和质量控制。

（二）医院内护理组织结构

我国医院内护理组织系统多次变更，直到 1986 年卫生部召开全国首届护理工作会议，会后卫生部发布了《关于加强护理工作领导，理顺管理体制的意见》，对医院护理管理做出了"护理部垂直领导体制"的明确规定，给医院护理管理学科发展带来了生机，使相对独立的医院护理管理体制逐步完善，少数医院设立了护理副院长，护理部成为医院的一个重要职能部门；护理部的职权不断扩大，部分医院护理部主任进入医院领导层，参与整个医院的管理活动。

1. 我国医院护理组织系统现状　目前我国医院根据其功能与任务，建立独立完善的护理管理体系，其护理管理层级根据不同等级医院层级不同：三级医院实行院长（分管

考点
临床护理
工作组织
结构

副院长）领导下的护理部主任→科护士长→护士长三级负责制；二级医院可实行三级负责制或护理部主任（或总护士长）→护士长二级负责制，其护理管理层级为护理部主任（或总护士长）、护士长两个层级。

（1）护理部（或总护士长）：县和县以上医院设护理部，实行院长领导下的护理部主任责任制。300 张床位以上的医院积极创造条件，配备专职的护理副院长，并兼任护理部主任，另设护理部副主任 2 名；不足 300 张床位，但医、教、研任务繁重的医院，设护理部主任 1 名，副主任 1～2 名；300 张床位以下的医院，设总护士长 1 名。

（2）科护士长：100 张床位或设有 3 个护理单元以上的科室，以及任务繁重的手术室、急诊科、门诊部设科护士长 1 名。科护士长由护理部主任聘任，在护理部主任领导和科主任业务指导与配合下全面负责本科室的护理工作。

（3）护士长：是医院病房和其他基层单位如门诊、急诊、手术室、供应室、产房、婴儿室、重症监护病房（intensive care unit，ICU）等护理工作的管理者。病房护理管理实行护士长负责制，病房护士长由护理部主任聘任，在科护士长领导下和病房主诊医生共同配合做好病房管理工作。

2. 护理部的地位与职责

（1）护理部的地位和作用：护理部是医院护理工作管理职能机构，是医院护理指挥系统的中枢。它与医院行政、医务、医技、后勤等职能部门处在并列的地位，相互配合共同完成医疗、护理、预防、教学、科研等工作。护理部承担了占全院人员总数 1/3 的护理人员和分布在 3/4 部门的护理管理工作。因此，护理管理是医院医疗质量和实现医院工作目标的关键。护理部在护理副院长或业务副院长的直接领导下负责计划、组织、指挥、协调、控制全院的护理业务、行政管理、在职教育、科学研究等工作，其良好的管理体制、合理的组织系统、正确的领导与决策对于提高医院护理工作水平和质量起到至关重要的作用。

（2）护理部的职责：护理部主任（总护士长）作为部门的主要责任人，对履行护理部的基本职责负有主要责任，其基本职责如下：①在院长、分管护理工作的副院长的领导下，负责全院护理工作，拟订近、远期护理工作计划，护理管理标准及规章制度等，具体组织实施，并定期进行检查及总结。②制定护理技术操作规程和护理文书书写标准，做好护理资料的统计工作。③加强对护士长的领导与培养，提高他们的业务水平和管理能力，对重、危、难患者的护理过程进行技术指导，并对临床护理工作及护理服务安全进行管理。④协调处理与科主任、医技、后勤等部门的关系，调配院内护理力量，合理使用护理人员，发挥护理人员的积极性。⑤负责全院护理人员的业务培训、技术考核、教学、进修等工作，建立护士技术档案；提出晋升、任免、奖惩意见；组织全院护理查房；领导护理人员学习先进护理经验，积极鼓励护理人员钻研业务，有计划地造就一支高素质的护理队伍。⑥负责领导护理教学和护理科研工作，组织制订规划，选定课题，提出措施，抓好落实；科研工作要紧密与临床实践相结合，通过科研推动与发展临床护理工作。根据实际情况有计划地开展护理新业务、新技术，不断提高护理质量。⑦组织护士长定期分析护理质量，采取措施减少护理差错，严防护理事故发生，并负责护理方面的医疗纠纷与事故的处理。⑧组织领导护校学生的临床教学和实习工作，在护士学校实习中指定专人带教，按时完成教学与实习计划，培养合格的护理人才。⑨负责提出有关护理物品、仪器、设备等的增配意见。

六、组织工作

（一）组织工作的概念

组织工作是指为了实现组织的共同目标而确定组织内各要素及其相互关系的活动过程，简而言之，就是设计组织结构并使之运转的过程。

（二）组织设计的基本原则

考点
医院护理
管理的组
织原则

组织设计是指为提高组织的管理效率、取得良好的社会效益和经济效益，科学整合组织中人力、物力、信息和技术的工作过程。所以，在组织设计的过程中，应遵循一些最基本的原则，这些原则都是在长期管理实践中经验积累的结果，应该为组织设计者所重视并被视为医院护理管理的组织原则。

1. **目标明确原则**　组织设计一定要明确组织总目标、各分支机构的分目标，以及每个人的工作目标。所设计的部门目标均须有助于组织目标的实现，而且各部门的分目标必须服从总目标。

2. **统一指挥与分权管理相结合原则**　统一指挥是指每个下属应当而且只能接受一个上级的命令和指挥，只有这样，上级的指示才能很好地贯彻执行，上下级对最终结果的责任感才能加强。统一指挥对于保证组织目标的实现和组织绩效的提高具有关键作用。分权管理是指为保证有效的组织工作，管理者必须把一定权力授予能够胜任的下属，使其在完成具体任务时能行使一定权力。通过授权，可以减轻上层人员的压力，集中力量做更重要的工作，提高管理的效率；授权有利于调动各级人员的积极性，充分发挥下级的才干，创造一个上下协作的工作环境。

3. **分工协作原则**　在组织中，多个人为一个共同的目标工作，为了提高管理的效能，就要分工和协作。分工应该根据组织的任务、目标按专业进行合理分工，使每个部门及每个人都明确各自应该做的工作，以及完成工作的手段、方式和方法。一般分工越细，专业化水平越高，责任越明确，效率也就越高，但也容易出现部门增多，协作困难的问题。所以有分工就必须有协作，协作是各项工作顺利进行的保证，只有在合理分工的基础上加强协作，才能发挥组织的整体功能，达到提高组织绩效的目的。

4. **管理层次原则**　是指从上级到下级建立明确的职责、职权和联系的正式层级。组织中的层次数以保证组织结构合理、有效运转的最少层次为宜。组织层次一般从最高领导层到基层是2～4层。

5. **管理幅度原则**　管理幅度又称管理宽度，是指不同层次管理人员能直接有效地监督、指挥、管辖的下属人数。管理幅度的大小取决于组织结构的层级，并且受工作的性质、难易程度、类型、特点，下属人员的素质、技术水平、经验，以及管理者的能力、是否恳切授权的影响。管理幅度原则强调在设计组织结构时，应考虑到管理人员有效指挥、管辖直接下属人数的适用性。人数过多过少都会降低管理效率。一般而言，层次越高，下属的人数越应相应减少，以保证有效管理，所以高层管理者与被管理者人数之比为1：（4～8），而在基层机构中则为1：（8～15）。最好根据不同的人和环境确定管理幅度，幅度过小，会导致机构臃肿，人浮于事，造成人力资源的浪费；幅度过大，会造成管理者的工作量过大，导致工作的失控。

6. **权责对等原则** 职责是指对应岗位应承担的责任。职权是指管理职位所具有的发布指令并保证指令得到执行的一种强制权力。权责对等原则是指职权和职责必须保持动态对等。在设计组织结构时，既要规定每个层次和部门人员的职责范围，也要授予他们完成职责所必需的职权，这就是权责对等。权力是完成任务的必要工具，责任、权力、利益三者不可分割，权力是责任的基础，责任是权力的约束，利益大小则是决定管理者是否愿意承担责任及接受权力的程度，因此，三者必须是协调、平衡和统一的。

7. **稳定性与适应性相结合原则** 组织的内部结构相对稳定，才能保证日常组织工作的正常运转，然而建立起来的组织结构并不是一成不变的，需随着组织内、外环境的变化做出适当的调整，僵化的组织会失去生存能力，必将会被淘汰。

第2节 组 织 文 化

案例 3-2

某医院为了从各方面将成员团结起来，促使每个成员都将组织的生存与发展视为己任，对组织有强烈的归属感、责任感。医院护理部从以下几个方面建立该医院的组织文化。

1. 服务理念：热爱生命，关注健康。忠于医院，爱心无限。

2. 实施"四心工程"：优质服务使患者称心，优美环境使患者舒心，高水平的医疗质量使患者放心，高效管理和高素质员工向患者奉献爱心。

3. 医院设计了只属于自己的标志。

问题： 1. 你认为组织文化的建立对组织有怎样的作用？

2. 管理者可以通过哪些途径和手段将护理组织文化渗透到护理群体中？

文化是人类社会实践的产物，是人类创造出来的物质财富和精神财富的总和，不同的组织有不同的习惯、行为模式，有约定俗成的行为规范。由占主导地位的价值观等组成的各组织特有的文化形象，是组织为解决生存和发展问题而树立形成的。而组织文化是一个组织的灵魂，是推动组织发展的动力，它依附于组织，随组织产生而产生，随组织消亡而消亡。对组织文化的研究，将有助于人们对组织成员乃至整个组织行为的理解、预见和把握，对于一个优秀的组织，其组织文化是构建组织核心竞争力的重要力量，反映和代表了推动组织发展的整体精神、共同的价值观，符合时代的道德和追求发展的文化修养。

一、组织文化的概念

组织文化（organizational culture）是指在一定的社会经济条件下，组织在长期生存和发展过程中所形成的价值观念、群体意识、行为规范、准则、工作作风及传统习惯的总和。

组织文化有广义和狭义之分。广义的组织文化是指组织所创造的具有自身特点的文化，包括物质文化和精神文化，也称为硬文化和软文化。硬文化是组织的物质状态、技术水平和效益水平等，其主体是物。软文化是组织在发展过程中形成的具有自身特色的意识、观念等，以及与之相适应的组织结构和制度，其主体是人。狭义的组织文化是指组织所创造的精神财富，包括价值观念、习惯、工作作风、行为准则等，反映了组织成员的整体精神、共同的价值标准、符合时代要求的道德及追求发展的文化素质。组织和个体一样具有特定的特征和性格，可以用严格、保守、友善、开创等加以描述。

二、组织文化的结构

组织文化主要由以下四个层次构成，即物质层、精神层、行为层、制度层。

（一）物质层文化

物质层文化是组织创造的物质文化，是现代组织文化结构中最表层的部分，是人们可以直接感知到、把握到的，如组织的工作场所、办公设备、建筑设计、布局造型及生活环境。优秀的物质层文化能折射出组织的经营思想、经营管理哲学、工作作风和审美意识等。它是形成组织文化精神层和行为及制度层的条件，反映了人和自然的关系。

（二）精神层文化

精神层文化是一种观念文化，是全体组织成员共同信守的基本信念、价值标准、职业道德和精神风貌的总和，是组织的道德观和价值观的高度概括。组织精神层文化是组织文化的核心和灵魂，属于深层文化，是维系组织生存发展的精神支柱。它同时也是表层文化和制度文化构成的体现，如组织的外形外貌、组织规章制度、管理机制等，并不是它们本身构成了组织文化，而是指从其中折射出来的精神、价值观念及思想意识等。因此，组织文化的基本要素有组织精神、组织观念、组织价值观、组织道德、组织素质、组织行为、组织制度、组织形象等。

（三）行为层文化

行为层文化是组织员工在生产经营、学习娱乐中产生的活动文化，包括组织经营活动、人际关系活动、公共关系活动、文娱体育活动等活动中产生的文化现象。组织行为文化不仅折射出组织的精神、核心价值观，也是组织经营作风、精神风貌、人际关系的动态体现。

（四）制度层文化

制度层文化是组织文化的中间层次，把组织物质层文化和组织精神层文化有机地结合成一个整体。制度层文化是具有组织特色的各种规章制度、道德规范和行为准则的总和，包括组织的领导体制、组织机构和管理制度。制度层文化是组织文化中对组织和成员的行为产生规范性、约束性影响的重要部分。制度层文化以精神层文化为主导，同时又反作用于精神层文化。

三、组织文化的特征

（一）整体性

组织文化是在组织生产经营过程中，逐步将自己的价值观、规范和制度沉淀下来形成的，组织文化代表的是组织整体的精神状态，也代表全体成员的共同价值和追求。组织文化是依靠一个组织全体成员的共同努力才建立和完善起来的，因此具有整体性。

（二）独特性

每个组织都有其独特的组织文化，这是由不同的国家和民族、不同的时代背景、不同的地域及不同的行业特点所形成的。每个组织都在特定的环境中生存与发展，所面临的历史阶段、发展程度及本身固有的文化积淀都不相同。每个组织在各具特色的实践活动过程中，建立了区别于其他组织的思想意识、价值观念和行为准则，形成了自己的特殊品质，所以组织文化必然充分体现组织的个性特征。因此，每一个组织展现其组织文化的形式、内容不尽相同，如护士的燕尾帽，代表护理专业的特征，体现了护士特有的精神风貌，是一种组织文化。

（三）相对稳定性

组织文化是组织在长期生存和发展中逐渐积累而成的，具有在一定时期内的相对稳定性，不会因为组织结构的改变、人员的调整、战略的转移或产品与服务的调整而发生变化；但也不是一成不变的，随着组织的发展及组织生存环境的变化，组织文化也应该随之发生改变。有一种改变"呈螺旋式上升状"，这是一种理想状态下优秀组织文化的发展态势。

（四）发展性

组织文化随着历史的沉淀、社会的进步、环境的变化及组织变革，逐步演进和发展。健康的文化有助于组织适应外部环境和变革，不健康的文化则可能导致组织的发展滞后。

（五）广泛性

组织文化作为一种独特的文化，其内容渗透到组织的各个方面。一个员工的服务理念和价值观不能代表一个组织的组织文化，而大部分员工共同的价值观、服务理念才是组织文化的一部分。组织文化是一种广泛的力量，以共识为基础，广泛影响群体成员交往和相互作用的行为方式。例如，群体工作的重点、与人相处的准则等，均以共同价值观作为行为基础。正因为组织文化具有广泛性，才能达到激励员工的主动性和创造性，增强组织凝聚力和持久力的目的。

（六）融合继承性

每一个组织都是在特定的文化背景之下形成的，组织本身就是当时社会政治、经济、文化的折射。组织文化是历史的产物，带有时代的烙印，必然会接受和继承这个国家和民族的文化传统及价值体系。但是，组织文化在发展过程中，也有必要吸收其他组织的优秀文化，融合世界上最新的文明成果，不断地充实和发展自我。也正是组织文化的融合继承性使得组织文化能够更快地适应时代的要求，并且形成历史性与时代性相统一的组织文化。

四、组织文化的功能

组织的有效运作必须依靠严格的规章制度和条例，必须依靠制度的规范性与程序性，从而保证组织的效率和节奏。组织文化的形成，把人从制度的框架中解脱出来，把制度的需求转化为一种经过专门设置的价值观和理念，从而与人的价值需求结合起来。强势、健康的文化使组织成为具有凝聚力的集团，它不仅和组织内"管理制度"构成一个互补的整体，而且独创了一种管理意境，将制度管理和条例管理内容融合进去，以一种柔性管理的文化形态，从根本上改变了人性的被动性，恢复了人性的价值和意义。因此可以说具有创新精神的组织文化是组织巨大的无形资产。在管理中，管理的规范、管理的艺术、管理的效能都离不开组织文化的功能，组织文化不仅影响着组织环境和组织物资管理，更影响着管理者的思维方式和价值观念，其功能主要表现在以下几个方面。

（一）导向功能

组织文化是组织生产与发展的基础和动力，它将组织整体及每个成员的价值观和行为引向组织目标。通过不断地将组织的共同价值观向个人价值观渗透和内化，使组织成员的个人目标尽量与组织目标吻合，帮助成员与组织真正成为一个整体，自觉为实现组织目标而努力。

（二）约束功能

作为一个组织，需要制定出许多规章制度来保证组织的正常进行，但是，即便是有千万条规章制度，也很难规范每一名员工的每个行为，且更难消除一些员工对规章制度的不满心理和对抗行为。而组织文化则不同，它通过无形的软性约束与有形的制度约束来调控组织的活动和员工的行为。在共同的文化气氛中让组织成员注重的不仅是自我利益、个人目标，更要考虑组织利益、群体目标，这就是利用人们的从众心理和服从心理促进成员的自我控制。因此，组织文化可以弥补规章制度的不足，并引导多数员工认同和自觉遵守规章制度。其作用机制是，优秀的组织文化通过建立共同的价值观和信念，形成统一的思想，使信念在员工的内心深处形成一种定式，进而形成一种响应机制，只要外部引导信号发生，就可得到积极的响应，并迅速转化为预期的行为。

（三）凝聚功能

组织文化含有全体成员共同创造的群体意识，使其价值理念被该组织成员共同认可，它从各个方面把成员团结起来，促使每个成员都将组织的生存与发展视为己任，对组织有强烈的归属感、使命感、责任感，形成相对稳固的文化氛围，凝聚成一种无形的合力，以此激发组织成员的主观能动性，为组织的共同目标而努力。组织的成功与否最终来源于组织成员，组织是否具有强大的凝聚力，有赖于组织文化这一黏合剂。

（四）激励功能

组织活力最终来自于成员，来自于成员的积极性，只有成员的积极性被充分调动起来，才能使组织最终充满活力。组织文化作为精神目标和支柱，把尊重人作为中心内容，强调以人为中心，使人的自身价值受到重视，人格得到组织的尊重和信任，就会激发组织内各部门和所有劳动者的积极性，使其产生热爱组织的荣誉感、自豪感，更加自信自强，团结进取，提高工作效率。通常具有良好组织文化与组织精神的组织，组织内的小环境比较和谐，人们都有执着的事业追求和高尚的道德情操，组织成员之间互不服气，为权力、奖金、工资争斗的现象比较少，他们能把对组织的发展与自己的成就感紧密联系在一起。

（五）辐射功能

组织文化是稳定和持久的，组织文化作为社会文化大系统的子系统，对城市或地区这个宏观社会群体具有辐射的功能。组织文化通过在社会大系统中塑造良好的社会形象，提高组织的知名度和声誉，对社会公众产生影响，取得全社会的尊重与支持，从而获得良好的社会效益。例如，全聚德、同仁堂构成了中华民族文化的一部分，可口可乐、麦当劳已构成美国生活方式和美国文化的一部分。

（六）效率功能

组织文化一方面试图通过增强组织成员个体活力来提高组织的整体活力；另一方面对组织内部管理体制提出新的挑战，要求以开放式的体制代替传统、封闭的行政管理体制，以提高组织效率。

第3节 组 织 变 革

案例 3-3

《全国医疗卫生服务体系规划纲要（2015—2020 年）》中提出要推进医疗机构与养老机构等加强合作。建立健全业务协作机制，鼓励开通养老机构与医疗机构的预约就诊绿色通道，协同做好老年人慢性病管理和康复护理。增强医疗机构为老年人提供便捷、优先优惠医疗服务的能力。支持有条件的医疗机构设置养老床位。推动二级以上医院与老年病医院、老年护理院、康复疗养机构、养老机构内设医疗机构等之间的转诊与合作。在养老服务中充分融入健康理念，加强医疗卫生服务支撑。

问题： 1. 作为医院的护理管理者，应如何进行组织变革以适应"医养结合"的需求？

2. 在组织变革的过程中可能会遭受哪些方面的阻力？

组织通过结构设计、人员配备后，管理任务并没有结束。因为组织内外环境随时都在发生变化。这就要求组织必须适时地进行变革才能应对各种挑战。组织的建立就是为实现管理目标服务的，而管理目标发生了变化，或者影响组织存在和目标实现的各种因素的变化，势必会带来组织模式、组织结构、组织关系等方面的相应变化，否则，组织将无法实现其组织目标。

一、组织变革的概念

组织变革（organizational change）是指运用行为科学和相关管理方法，对组织的权力结构、组织规模、沟通渠道、角色设定、组织与其他组织之间的关系，以及对组织成员的观念、态度和行为，成员之间的合作精神等进行有目的、系统的调整、改进和革新，以适应组织所处的内外环境、技术特点和组织任务等方面的变化，提高组织效能的过程。简而言之，组织变革就是指对原有组织结构和功能的调整、改进、革新及再设计。

变革无处不在：经济、生态在改变，人们的价值观在改变，消费者的行为在改变。组织经过合理的设计并设立以后，并不是一成不变的，因为组织面临的是一个动态、变化不定的环境。这就要求组织及时调整自身，从而适应变化的环境。美国著名的组织学学者 Larry E. Greiner 指出，组织变革伴随着企业成长的各个时期，组织变革与组织演变相互交替，进而促进组织发展。当组织出现工作业绩下降、管理缺乏创新、组织指挥系统失灵或者信息沟通不畅、员工士气不高等现象时，管理者应及时进行组织变革。

二、组织变革的意义

从组织变革的含义来看，变革是组织实现动态平衡的发展阶段。组织原有的平衡和稳定不能适应形势变化的要求时，就要通过变革来打破它，但打破原有的稳定和平衡本身不是目的，目的是建立适应新形势的新的平衡和稳定。任何一个组织，无论过去如何成功，都需要随着环境变化而不断调整自我与之相适应，才能保持旺盛的生命力。

（一）有利于提高组织绩效

组织变革是管理人员主动对组织的原有状态进行改变，以适应外部环境变化，更好地实现组织目标的活动。组织变革是按照期望的方向有目的地进行改变，以提高组织效能。

（二）能有效地激励员工

组织变革对于员工来讲是难得的机遇，工作可以被重新设计，从而提供给员工新的挑战和新的责任，如加薪、灵活的工作时间等，都能够有效激发员工的主动性和积极性。

（三）有利于提高组织的竞争能力

组织变革有利于提高组织的竞争力，如2010年卫生部决定在全国范围内开展"优质护理服务示范工程"活动，仅仅一年的时间，全国就有100所"优质护理服务示范医院"、300个"优质护理服务示范病房"相继创建。

（四）使组织能更好地适应内外环境的发展

组织面临新的内外环境和挑战时，应重新构建符合内外环境要求的组织结构，优化和规范组织的运行原则，使组织中的每个人在新组织中重新定位，按照新的目标和要求去调整自己，进行自我再造。例如，随着中国人口老龄化快速发展，老年人疾病所占比重增加，护理组织也要随之进行调整和变革，如进行护理人员比例调整、服务理念更新、管理模式转变等。

三、组织变革的影响因素

（一）组织变革的动力

1. **外部动力** 组织变革的外部动力包含政治、经济、文化、技术、市场等方面的各种因素和压力，主要有以下几方面。

（1）社会政治因素：全国的经济政策、国家发展战略和创新思路等社会政治因素对组织有强大的推动力。例如，优质护理服务在深化医药卫生体制改革政策的推动下进一步推广完善。

（2）技术发展因素："互联网+"是知识社会创新催生的经济社会发展新形态，为护理管理的改革、创新、发展提供了广阔的网络平台，为护理信息化建设探索了一条新路。移动护理的使用大大减少了护士往返病房与护士站的时间，在患者床旁就可完成护理的相关记录工作，增加与患者接触的时间。

（3）市场竞争因素：虽然国家把握着医疗护理机构的控制权，非营利性机构也是护理服务市场的主导，但是医疗体制改革的不断深化，促使特需门诊、特种病房、民办医院、个体诊所、康复养老机构等营利性医疗服务机构参与市场竞争；基本医保全国联网和异地就医结算工作的推进，使护理服务市场需求呈现复杂性和多样化。这就对护理管理者提出了新的要求：根据对医疗护理服务市场的现状、战略竞争特点的分析，制订变革战略。

2. 内部动力　组织变革的内部动力包括组织结构、人力资源管理和经营决策等方面的因素。

（1）组织结构因素：包括组织结构、人力、整个组织管理程序优化和工作流程再造。

（2）人员与管理因素：由于劳动人事制度改革的不断深入，各级护理管理者及护士的来源和技能背景的构成更为多样化。为了保证组织战略的实施，需要对组织的任务做出有效的预测、计划和协调，对组织成员进行多层次的培训。

（3）团队工作模式：组织成员的士气、动机、态度、行为等的改变，对整个组织有着重要的影响。

（二）组织变革的阻力

任何一个组织变革都会不同程度地遭遇阻力。因为组织变革实际是一种对现有状况进行改变的努力，所以遇到来自不同变革对象的阻力和反抗都是正常的。而变革阻力并不全是消极的意义，也有积极的一面，如果没有阻力，组织行为就会变得随意而混乱。另外，变革阻力还可以成为一种冲突源，冲突的发生有益于充分论证变革的优劣，使变革更为完善。产生这种阻力的原因多种多样，可能是变革损害了个人利益，也可能是对人际关系的威胁等，还有一部分来自于对变革不确定后果的担忧。常见的组织变革阻力具体可以分为三类。

1. 组织阻力　在组织变革中，组织惰性是形成变革阻力的主要因素，是指组织在面临变革时表现得比较刻板，缺乏灵活性，很难适应最新的变革需求。造成组织惰性的原因有很多，如组织内部体制不完善、决策程序不良、职能焦点狭窄及组织文化陈旧等。

2. 群体阻力　组织变革一方面会带来组织结构的变动，任何一次决策权的重新分配都会威胁组织内长期建立的权力关系。如果变革与群体的目标不一致，群体就会采取抵制和不合作的态度，以维持现状。另一方面，组织变革会使人际关系重新调整，组织固有关系结构就会改变，组织成员之间的关系也会随之调整。非正式小团体的存在使得这种调整需要一个较长的过程。在这种新的关系结构未被确立之前，组织成员之间很难磨合一致，一旦发生利益冲突，组织成员就会对变革的目标与结果产生怀疑和动摇，值得注意的是，特别是一些能力有限的员工此时处于相对不利的地位，这些人必然会对组织的变革产生抵触情绪。

3. 个体阻力　个体抵制变革的因素有习惯、安全感、经济因素、对未知的恐惧和选择性信息加工等。在组织变革中，人们需要从熟悉、稳定和具有安全感的工作转向不确定性较高的任务中，其职业认同受到影响，就会对组织变革产生抵制，这源于职业认同与安全感。同样，人们会从地位和经济上去考虑。人们会感到变革影响其在组织中的地位，或者担心变革会影响自己的收入，因此产生对组织变革的抵制。

自测题

一、A₁/A₂ 型题

1. 最简单的组织结构类型是（　　　）
   - A. 直线型
   - B. 矩阵型
   - C. 直线职能型
   - D. 职能型
   - E. 直线职能参谋型

2. 中华医学会的组织性质属于（　　　）
   - A. 卫生事业组织
   - B. 卫生行政组织
   - C. 群众卫生组织
   - D. 卫生职能组织
   - E. 企业组织

3. 组织文化的核心是（　　　）
   - A. 物质文化
   - B. 制度文化
   - C. 道德文化
   - D. 精神文化
   - E. 经济文化

4. 组织结构常见的基本类型不包括（　　　）
   - A. 直线型
   - B. 矩阵型
   - C. 职能型
   - D. 交叉型
   - E. 直线职能参谋型

5. 关于科护士长的设定要求，下列选项描述正确的是（　　　）
   - A. 80 张床位的科室
   - B. 5 个护理单元以上的大科
   - C. 任务繁重的手术室、急诊科、门诊部
   - D. 根据工作任务设立科护士长
   - E. 医院想设定随时可以

6. 某医院倡导尊重每一名员工，重视员工权利的思想。这种观念和做法属于（　　　）
   - A. 政治手腕
   - B. 组织文化
   - C. 经济条约
   - D. 激励理论
   - E. 医院制度

7. 县和县级以上医院及 300 张床位以上规模医院应实行的管理模式是（　　　）
   - A. 总护士长—护士长二级负责制
   - B. 护理部主任—科护士长—护士长三级负责制
   - C. 科护士长—护士长二级负责制
   - D. 护士长负责制
   - E. 院长负责制

8. 下列关于组织的描述不确切的是（　　　）
   - A. 组织是一个人为的系统
   - B. 组织有共同的目标
   - C. 组织存在不同层次的分工与协作
   - D. 正式组织是稳定不变的
   - E. 组织是由各种要素相互综合而成的系统

9. 下列属于直线职能参谋型组织结构的优点的是（　　　）
   - A. 分工较细，利于提高专业管理水平
   - B. 权责明确
   - C. 组织结构简单，联系便捷
   - D. 组织关系简明、命令统一
   - E. 管理成本低

10. 我国 500 张以上床位的医院一般采用三级护理管理体系，即（　　　）
    - A. 护理副院长—护士长—护士
    - B. 护理部主任—科护士长—护士长
    - C. 科护士长—护士长—护士
    - D. 科主任—护士长—护士
    - E. 护理副院长—科护士长—护士

11. 下列有关组织变革的描述哪项不确切（　　　）
    - A. 组织变革就是指对原有组织功能的调整、革新和再设计
    - B. 组织变革是对组织的权力结构、组织规模进行有目的、系统的调整和革新
    - C. 组织变革是为了创新
    - D. 组织变革是为了适应组织所处的内外环境的变化
    - E. 组织变革是为了提高组织效能

12. 组织变革的基本内容不包括（　　　）
    - A. 组织人员变革

　　B. 组织结构变革

　　C. 组织技术变革

　　D. 组织文化变革

　　E. 组织生产变革

13. 除下列哪项外均是组织变革的征兆（　　）

　　A. 机构臃肿，人浮于事

　　B. 工作业绩下降

　　C. 组织指挥系统失灵

　　D. 管理人员安于本职工作

　　E. 员工士气低落

二、A₃/A₄型题（14～16题共用题干）

　　某医院的院长上任不久，偶然发现医院内部存在许多小团体。

14. 如果你是这个医院的院长，你的态度是（　　）

　　A. 立即宣布这些小团体是非法的，予以取缔

　　B. 深入调查，找出小团体的领导人，向他们提出警告

　　C. 只要小团体的存在不影响医院的正常运作，可以不闻不问

　　D. 正视小团体的客观存在，允许乃至鼓励其存在，对其行为加以积极引导

　　E. 悄悄调查小团体，看他们后面有无小动作

15. 关于正式组织的描述，下列选项不正确的是（　　）

　　A. 没有明确的规章制度

　　B. 有共同的组织目标

　　C. 分工明确并强调协调配合

　　D. 成员的工作及职位可以相互替换

　　E. 有明确的信息沟通与协调系统

16. 下列关于组织的说法正确的是（　　）

　　A. 正式组织和非正式组织是完全对立的

　　B. 非正式组织在任何情况下都起着消极的作用

　　C. 管理者应该努力解除非正式组织

　　D. 当非正式与正式组织的目标一致时，会对正式组织起到积极的作用

　　E. 当非正式与正式组织的目标一致时，会对正式组织起到消极的作用

（杨小芳）

第4章

领　导

第1节　概　述

某三级医院的下班时间是 18：00，内科新上任的王护士长为了提高本科室护理人员的业务水平，经常安排该科室护理人员在 18：00～20：00 进行业务知识、技能的学习，导致护士经常不能准时下班，护士工作压力过大，科室护士离职人数较多。

问题：如果你是护士长，面对此种情况该如何做呢？

一、领导的概念

领导是管理工作中不可或缺的一项职能，领导的作用就是在实现组织目标的过程中，将组织中独立的个体组织起来，充分挖掘其潜力，保证目标实现。

领导一词在不同的学者口中其解释不同。管理学鼻祖 Peter F. Drucker 认为：领导就是创设一种情境，使人们心情舒畅地在其中工作。著名学者 Harold Koontz 等将领导定义为"一种影响力，是引导人们行为从而使人们情愿地、热心地实现组织或群体目标的艺术过程"。目前比较广泛认可的定义为，领导是指在一定的环境条件下，指引或影响所属组织和人员实现既定目标的过程。

领导和管理经常被视为等同，实际上二者既有共性，又有区别。两者共同点是在组织内部都通过影响他人的活动，实现组织目标的过程。不同的是，管理是由正式组织任命的有强制性权力的行为，是对人、财、物、时间、信息的管理，强调的是通过计划、预算、合理利用各项资源和控制来实现组织目标；领导既可由正式组织任命，也可能是建立在专家权力和模范作用等基础上的行为，主要是对人的领导，强调的是提供方向，影响和增强组织成员的凝聚力，激励与鼓舞人去实现组织目标。

二、领导的作用

领导在引导、鼓励和影响组织中个体和群体为实现组织目标而努力的过程中，主要发挥以下作用。

（一）指挥引导作用

组织有效地运行，离不开指挥和引导。领导者通过调查了解、分析环境，确定清晰的任务目标和达到目标的途径，作为带头人引导组织成员开展实现目标的工作，认识和适应工作中可能发生的各种变化，因此领导具有指挥引导作用。

（二）沟通协调作用

在任何一个组织中，其成员的能力、态度、性格、价值观等不同，再加上外界因素的干扰，成员之间难以在思想上、行动上保持一致。有效的领导可以促进成员间的有效沟通，便于领导者及时协调组织内外成员间的关系和活动，增强组织凝聚力，使组织成员朝着共同的目标努力。

（三）激励鼓舞作用

组织成员不仅对组织目标感兴趣，而且有着各自的目标和需求。领导的职能可以使领导者充分了解员工的需要，并通过一系列的激励手段尽可能地满足组织成员的需要，促使他们把个人目标和组织目标紧密联结在一起，激发出他们的自主性和创造性。因此，领导的作用就是激发和调动下属的工作积极性，促进组织目标的实现。

三、领导者的素质要求

领导者的素质是指领导者在领导活动中应具备的基本条件和内在因素。这些因素的相互作用、相互融合，体现和决定着领导者的才能、领导水平、领导艺术和工作绩效。护理领导者应具备的素质要求包括以下几点。

（一）政治思想素质

政治思想素质是领导者在政治思想和品德作风方面应具备的基本条件，它是领导者素质中最基本、最重要的因素。领导者必须认真学习马克思主义的基本理论及国家的基本路线和方针政策，有坚定的政治立场和政治信念，坚决拥护并自觉贯彻执行党的路线、方针、政策；有强烈的事业心和高度的责任感，以身作则，言行一致，克己奉公，清正廉洁、谦虚、诚实、公正无私，心胸开阔和具有吃苦耐劳的精神。

（二）业务素质

领导者业务素质的高低，直接影响领导工作和领导艺术。领导者既要有扎实的专业知识，又要博学识广。也就是说，护理领导者不仅要具备精深的本专业知识、精湛的护理操作技能，并具备相关的医学、社会学、心理学等学科的知识，还要掌握管理学、经济学、计算机应用等知识，才能增加护理人员的信任感，提高自己的非权力性影响力，达到有效的领导。

（三）能力素质

能力素质是领导者在工作中各种能力的综合体现。领导者能力素质的高低，决定着领导活动的有效性。护理领导者的能力素质，主要体现在：预测能力、筹划决策能力、组织指挥能力、协调控制能力、应变适应能力、人际交往能力、培养下属能力、激励能力、改革创新能力、综合判断能力、信息获取能力等。

（四）身体心理素质

领导者一要有良好的身体素质，能够抵抗疾病，适应各种艰苦环境，精力充沛、思维敏捷，以满足不断汲取知识与承担繁重的体力和脑力工作的需要；二要有良好的心理素质，能够自觉进行心理调适，应对各种心理压力，既能经受住荣誉、地位、利益等各种诱惑的考验，又能经受住各种挫折的考验，以乐观积极的心态对待工作中的各种困难，以取得良好的领导效果。

第 2 节　领　导　理　论

西方管理学家和管理心理学家十分重视对领导理论的研究，自 20 世纪中期起，学者们对领导者的特征、领导的行为和领导环境因素等方面做了大量的研究。下面介绍 4 种常见类型：特征领导理论、行为领导理论、权变领导理论和激励理论。

一、特征领导理论

20 世纪 20～30 年代，有关领导的研究主要针对能够把领导者和非领导者区分开来的个性特征。其出发点是领导效率的高低取决于领导者的特质，找出好的领导者和差的领导者在个人特征方面的差异，由此确定优秀的领导者应具备哪些特征。此类理论认为，只要找出成功领导者应具备的特征，再考察组织中的领导是否具备这些特征，就能断定他是否为优秀的领导者。这里主要介绍较为经典的 3 个理论。

（一）Ralph M. Stogdill 的领导个人因素论

美国管理学家 Ralph M. Stogdill 在做了大量的研究后，将领导者应具备的个人特征归为 6 类。①5 种身体特征：精力、外貌、身高、年龄、体重等；②2 种社会背景特征：社会经济地位和学历；③4 种智力特征：果断性、说话流利、知识渊博、判断分析能力强；④16 种个性特征：适应性、进取心、热心、自信、独立、外向、机警、支配力、有主见、急性、慢性、见解独到、情绪稳定、作风民主、不随波逐流、智慧等；⑤6 种与工作有关的特征：责任感、事业心、毅力、首创性、坚持、对人关心；⑥9 种社交特征：能力、合作、声誉、人际关系、老练程度、正直、诚实、权力的需要、与人共事的技巧等。

（二）Edwim Ghiselli 的领导品质论

美国心理学家 Edwim Ghiselli 对领导的研究历时 20 多年，通过对美国具有代表性的 306 位中级管理人员进行研究来确定领导者的素质特征，同时采用因素分析方法，对研究结果进行了处理，将领导特征分为个性特征（P）、能力特征（A）和激励特征（M），并按各种素质特征在管理中的重要性分值进行排序。

（三）William Jack Baumol 的领导条件品质论

美国的经济学家 William Jack Baumol 提出作为一名领导者应具备以下 10 项品质才是合格的。①合作精神：愿意与他人共事，对人不是压服而是感动和说服。②决策能力：能根据客观实际情况而不是凭主观臆断做出决策，具有高瞻远瞩的能力。③组织能力：能发掘下属的潜能，善于组织人、财、物等资源。④精于授权：能大权独揽，小权分散。⑤善于应变：机动灵活，积极进取，不墨守成规。⑥敢于求新：对新事物、新环境和新观念有敏锐的感受能力。⑦勇于负责：对上下级及整个社会抱有高度的责任心。⑧敢担风险：敢于承担组织发展不景气的风险，有努力开创新局面的雄心和信心。⑨尊重他人：能虚心听取他人的意见和建议，不盛气凌人。⑩品德高尚：具有高尚的品德，受组织中和社会上的人敬仰。

除了上述的经典理论外，还有一些类似的研究成果。进入 20 世纪中期，领导特征理论受到了质疑。因为不可能有哪些特征能够把领导者和非领导者区分开来，实践证明，具备某些特征确实能提高领导者成功的可能性，但并不是成功的保证。进一步的研究发现，特征理论存在一些缺陷。第一，这一类型的理论忽视了下属；第二，没有指出不同品质和特征在领导工作中的相对重要性；第三，不同的理论其依据不同；第四，随着研究的不断深入，所得出的领导者特征越来越多，导致了理论上的争执和混乱。但是，这些理论内容为管理者培养个人特征提供了一定的方向。如果护理管理者能够具备以上领导特征，无疑将有利于护理管理工作的开展。

二、行为领导理论

行为科学家和心理学家在 20 世纪中叶将研究的重点转向了领导行为的研究，着重研究和分析领导者在工作过程中的行为表现及其对下属行为和绩效的影响，以确定最佳的领导行为。领导行为理论研究领导者的风格和领导方式，将领导者的行为划分为不同的类型，分析各类领导行为的特点与领导有效性的关系，并将各类领导行为、领导方式进行比较。

（一）领导方式论

美国著名心理学家 Kurt Lewin 和他的同事们进行了关于团体气氛和领导风格的研究。研究发现，领导者通常使用不同的领导风格，这些不同的领导风格对团体成员的工作绩效和工作满意度有着不同的影响。他们力图科学地识别出最有效的领导行为。研究最终提出了领导风格理论，确定出三种极端的领导风格。

1. **独裁型领导风格**　独裁型领导，也称专制型领导。领导者把一切权力集中于个人，靠权力和强制命令让人服从。特点：领导者倾向于集权管理，所有工作开展的步骤和技术都由领导者发号施令；独断专行，做决策时不与他人商量，下级没有任何参与决策的机会，只有服从，奉命行事。主要依靠行政命令、纪律约束、训斥和惩罚使人服从。领导者与下级保持较远的心理距离。这种领导行为，权力高度集中，管理的重心主要落在工作任务和技术方面。

2. **民主型领导风格**　民主型领导是指以理服人，权力定位于群体，靠鼓励和信任使下属积极主动地工作，自觉努力地工作，各尽所能，分工合作。特点：领导者倾向于分权管理，所有政策由组织成员集体讨论决定，领导者采用鼓励和协助的态度；分配工作时尽量照顾个人能力、兴趣和爱好，不具体安排下属的工作，使其有选择性和灵活性。在与下级谈话时多用商量、建议和请求的口气。领导者积极参加团队活动，与下级无任何心理距离；领导者和下级有较为协调的双向沟通。领导者的工作重心在协调人际关系，认为下级只有在受到激励后才会主动工作并富有创造力。

3. **放任型领导风格**　放任型领导是一种放任自流的领导行为，权力定位于组织中的每个成员，工作事先无布置，事后无检查，依靠充分授权让下属有最少的监控。特点：领导者极少运用权力，似俱乐部式的领导行为，给下属高度的独立性，由下属确定他们的工作目标及实现目标的方法；领导者只为下属提供信息，充当群体和外部环境的联系人，以此帮助下属完成工作任务。

Kurt Lewin 等的最初研究发现，民主型领导风格的工作效率最高，不仅可以完成工作目标，而且成员间关系融洽，工作积极主动，有创造性；独裁型领导风格虽然达到工作目标，但成员没有责任感，士气低落，情绪消极；放任型领导风格工作效率最低，只达到社交目标而达不到工作目标。但后来的研究发现了更复杂的结果，表明这 3 种领导风格各具特色，适用于不同的环境，领导者要根据所处的管理层次、工作性质和下属的条件等因素灵活选择主要的领导风格，并辅助其他领导风格。

（二）领导行为四分图理论

1945 年美国俄亥俄州立大学工商企业研究所开展了一项关于领导行为的研究。研究人员收集了大量的下属对领导行为的描述，罗列了 1000 多种刻画领导行为的因素，经过筛选概括，最终将领导行为的内容归纳为两类，一类是任务型领导，另一类是关心型领导。任务型领导以工作任务为中心，领导者通过设计组织结构，明确职权、相互关系和沟通渠道，确定工作目标与要求，制订工作程序、工作方法和制度，来引导和控制下属

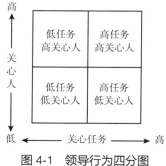

图 4-1　领导行为四分图

的行为表现。关心型领导以人际关系为中心，关心和强调下属的需要，尊重下属意见，给下属较多的工作主动权，乐于同下属建立相互信任、相互尊重的关系。上述两种不同的领导行为，互相结合形成四种基本的领导风格，即高任务低关心人、高任务高关心人、低任务高关心人、低任务低关心人，称为领导行为四分图，也称二维构面理论（图 4-1）。许多研究发现，高任务高关心人的领导风格，相对于其他三种领导风格更能使员工在工作中取得高绩效并获得工作满足感。

三、权变领导理论

权变理论家认为，领导是一种动态的过程，领导的有效性不仅取决于领导者的特征和行为，而且取决于领导者所处的具体环境。不可能有一种适用于任何环境的领导方式，任何领导方式都可能有效，关键要与环境相适应。许多理论家企图找出影响领导有效性的关键情境因素。研究表明，常见的影响因素包括任务结构、上下级关系、领导者职权、下属角色明确性、团体规范明确性、组织内沟通渠道畅通程度、下属的成熟程度等。

（一）权变理论

美国华盛顿大学心理学家和管理学家 Fred E. Fiedler 在大量研究的基础上提出了有效领导的权变理论。他指出，任何领导方式均可能有效，其有效性完全取决于与其所处的环境是否适应。这一理论的关键在于界定了领导者的领导风格及不同的情境类型，然后使领导风格与情境相适应。

Fiedler 提出领导的风格分为任务导向型和关系导向型，并开发了"最难共事者调查问卷"，通过对最难共事的同事的评价打分来反映和测试领导者的领导风格。Fiedler 认为最难共事的同事的评价值高，属于关系导向型，说明领导者对人宽容，人与人之间关系友好。反之，最难共事的同事的评价值低属于任务导向型，说明领导者以关心工作任务为主，惯于命令和控制。

最难共事的同事的评价又提出了影响领导有效性的三种情境因素。①上下级关系：指下属对领导者的信任、尊重、喜爱和愿意追随的程度。如果双方高度信任、互相支持，属相互关系好，反之则属关系差，这是最重要的因素。②任务结构：指下属所承担任务的规范化和程序化程度。当任务是常规、具体、明确、容易理解、有章可循时，属任务结构明确性高，反之，当任务复杂、无先例、没有标准程序时，则属任务结构明确性低或不明确，这是次重要因素。③领导者职权：指与领导者的职务相关联的正式权力，以及领导者在整个组织中从上到下所取得的支持程度。如果领导者对下属的工作任务分配、

职位升降和奖罚等有决定权，则属职位权力强，反之则属职位权力弱，这是最不重要的因素。Fiedler 将三种情境因素组合成了八种情境类型，三个条件都具备是最有利的环境，三个条件都不具备是最不利的环境。不同的情境类型适合的领导风格不同，二者良好匹配，才能取得有效的领导。当情境条件处于最好和最不好两个极端时，都适宜采取任务导向型领导风格。而中间状态的情境，则适宜采取关系导向型领导风格（图 4-2）。由于 Fiedler 认为领导者的领导风格是固定不变的，因此，要提高领导效率，只有通过选择领导者以适应情境或者改变领导情境以适应领导者两种途径来实现。

对领导的有利性	有利			中间状态				不利
上下级关系	好	好	好	好	差	差	差	差
工作任务结构	明确	明确	不明确	不明确	明确	明确	不明确	不明确
领导者职权	强	弱	强	弱	强	弱	强	弱
领导方式	指令型			宽容型				指令型

图 4-2　Fiedler 权变理论模型

（二）领导生命周期理论

领导生命周期理论（theory of leadership life cycle），也称情境领导理论。最初由美国俄亥俄州立大学心理学家 A. K. Karman 于 1966 年提出，后由管理学家 Paul Hersey 和 Kenneth H. Blanchard 发展完善。该理论的主要观点：成功的领导要选择合适的领导方式，而领导方式的选择需要根据下属的成熟度水平。

成熟度是指个体对自己直接行为负责任的能力和意愿的大小，包括工作成熟度和心理成熟度。工作成熟度（job maturity）是指一个人从事工作所具备的知识和技术水平。工作成熟度越高，在组织中完成任务的能力越强，越不需要他人的指导。心理成熟度（psychology maturity）是指从事工作的动机和意愿。人的心理成熟度越高，工作的自觉性越强，越不需要外力激励。

1. 成熟度划分等级

（1）M_1（不成熟）：工作能力低，动机水平低。下属缺乏接受和承担任务的能力和意愿，既不能胜任，又缺乏自信。

（2）M_2（初步成熟）：工作能力低，动机水平高。下属初知业务，愿意承担任务，但缺乏足够的能力，有积极性但没有完成任务所需要的技能。

（3）M_3（比较成熟）：工作能力高，动机水平低。下属具备工作所需要的技术和经验，但没有足够的动机和意愿。

（4）M_4（成熟）：工作能力高，动机水平高。下属不仅具备独立工作的能力，而且愿意并具有充分的信心来主动完成任务和承担责任。

2. 领导风格理论　将领导行为分为工作行为和关系行为两方面，又将这两方面分为高低两种情况，从而组合成了四种领导风格。

（1）命令型（高工作、低关系）：强调直接指挥，与下属采取单向沟通的方式，明确规定工作目标和工作规程，告诉他们做什么、如何做、何时做、在何地做等。适合于不成熟（M_1 型）的下属。

（2）说服型（高工作、高关系）：领导者除了向下属布置任务外，还与下属共同商讨工作如何进行，以双向沟通的方式对员工的意愿和热情加以支持，并向员工说明决定，通过解释和说服获得下属的认可和支持。适用于初步成熟（M_2 型）的下属。

（3）参与型（低工作、高关系）：上级与下级共同进行决策，领导者给下属提供支持，加强交流，鼓励下属参与决策，对下属的工作尽量不做具体指导，促使其搞好内部的协调沟通。适用于比较成熟（M_3 型）的下属。

（4）授权型（低工作、低关系）：领导者充分授权下属，鼓励下属自己做决定并承担责任。适用于成熟（M_4 型）的下属。下属成熟度和领导风格的匹配见图 4-3。

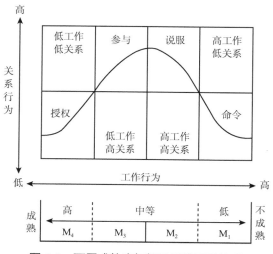

图 4-3　下属成熟度与领导风格匹配关系

领导生命周期理论主要强调对于不同成熟程度的员工，应采取不同的领导方式，才能做到最有效的领导。这就启发领导者必须创造条件帮助员工从不成熟逐渐向成熟转化，将使用人和培养人结合起来，注重人才开发。

（三）路径-目标理论

路径-目标理论是由加拿大多伦多大学教授 M. G. Evans 首先提出的，由其同事 Robert J. House 和华盛顿大学教授 Terence R. Mitchell 予以扩充和发展。该理论认为：领导的主要职能是帮助下属达到他们的目标，并提供必要的指导和支持以确保他们各自的目标与总体目标相一致；领导者的效率是以能激励下属达到组织目标并在工作中使下属得到满足的能力来衡量的。路径-目标理论关注两个方面：一是下属如何建立工作目标和工作方法、路径；二是领导者所扮演的角色，即如何帮助下属完成工作的路径-目标循环。

这一理论认为，有四种领导方式可供同一领导者在不同环境下选择使用。

1. 指导型领导　让下属明确任务的具体要求、工作方法、工作日程，领导者能为下属制定出明确的工作目标，并将规章制度向下属讲得清清楚楚。

2. 支持型领导　与下属友善相处，领导者平易近人，关心下属的福利，公平待人，尊重下属地位，能在下属需要时提供真诚的帮助。

3. 参与型领导　与下属商量，征求下属的建议，允许下属参与决策。

4. 成就导向型领导　提出有挑战性的目标，要求下属有高水平的表现，鼓励下属并对下属的能力表示充分的信心。

路径-目标理论提出领导方式要适应情境因素，并提出影响领导方式选择的情境因素有两类：一是下属的个人特点，二是工作场所的环境特点。个人特点主要包括下属对自身能力的认识和控制轨迹，如受教育程度、对参与管理和承担责任的态度、对成就的需要、领悟能力、对独立性的需求程度等。如下属认为自己能力不强，则喜欢指导型领导方式；相信内因决定事情成败的人喜欢参与型领导方式，而相信外因决定事情成败的人则宁可采取指导型领导方式。环境特点主要包括任务结构、正式权力系统和工作群体的特点。当任务结构明确时，就不需要采用指导型领导方式；如果正式职权都规定得很明确，则下属会更欢迎非指导型的领导方式；如果工作群体不能为个人提供支持，则支持型的领导方式就更有效。

四、激励理论

自 20 世纪 20～30 年代以来，国外许多管理学家、心理学家和社会学家从不同的角度对怎样激励人的问题进行研究，提出了激励理论。按照研究的侧重点不同，分为以下四类。

（一）内容型激励理论

内容型激励理论着重研究激发人们行为动机的各种因素，即"为什么会产生激励""什么东西会引发激励"。

1. Maslow 的需要层次理论　由美国心理学家 Abraham H. Maslow 于 1943 年在其代表作《人类动机的理论》一书中提出，人的基本需要可以归纳为五个层次，从低到高依次是生理需要、安全需要、爱与归属需要、尊重需要、自我实现需要（图 4-4）。

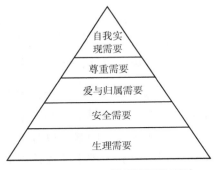

图 4-4　Maslow 的需要层次理论

（1）需要层次理论的主要观点：①人的行为动机是为了满足他们未满足的需要，未满足的需要激励人的行为；②当某一特定需要得到最大限度满足时，高一层次的需要就变成主要的激励因素。人的需要由低级向高级过渡，低级需要容易满足，满足了就不再起激励作用；高级需要不易满足，因此具有更长久的激励作用。

（2）需要层次理论在护理管理中的应用：①及时发现下属的优势需要是实施正确激励的关键。护理人员常见的优势需要：对于职称较高者，多是科室的业务骨干，工作上的安全性、成就感和被下属尊重是他们的优势需要，可分配挑战性的工作，担任青年护士的导师，参与更高一级工作目标的设计，参加一些高层次的决策会议；对于追求机会者，如合同制护士，大多收入不高，工作不稳定，物质激励是他们的优势需要；对于追求发展者，一般年纪较轻，受过良好的教育，最主要的需要不是获得更高的工资，而是个人发展，在职培训是他们的优势需要。②激励是没有终点的，护理管理者应奉行"连续激励的原则"，使护理人员的潜能得以递进式的发挥。③需要是有序列性和潜在性特点的。需要的序列性表现在应先满足生理、安全等低层次的需要，再满足爱与归属、自我实现等高层次的需要。需要的潜在性表现在有些护士对自己的需要把握并不完全，管理者要善于激发既有利于集体、又有利于个体的潜在需要，从而促进个体和集体的良性发展。

2. Frederick Herzberg 的双因素理论　又称"激励-保健理论"。由美国心理学家Frederick Herzberg 于1966年在其代表作《工作与人性》一书中提出，主要研究组织中个人和工作的关系问题，即"人们想从工作中得到什么"。

（1）双因素理论的主要观点：认为影响人行为的因素有两种。①保健因素：是指与人的不满情绪有关的因素。主要包括组织的政策、管理和监督、人际关系、工作条件、薪金、福利待遇、职务地位、工作安全等。当下属得不到这方面的满足时，便会产生不满；但当下属得到这方面满足时，只是消除了不满，并不会调动工作积极性，不会起激励作用，因此又称为维持因素。②激励因素：是指与人的满意情绪有关的因素。主要包括工作表现机会、工作带来的愉快、工作上的成就感、工作挑战性、工作中得到的认可与赞美、工作的发展前途、职务上的责任感等。当下属得不到这方面满足时，工作缺乏积极性，但不会产生不满情绪；当下属得到这方面的满足时，会对工作产生浓厚的兴趣，激发很大的工作积极性，起到明显的激励作用。

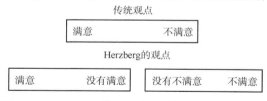

图4-5　Herzberg 的双因素理论与传统观点的比较

Herzberg 认为，传统的满意与不满意的观点是不正确的，满意的对立面应当是没有满意，不满意的对立面应当是没有不满意。这样，双因素理论将员工的态度分为四种：满意与没有满意、没有不满意与不满意（图4-5）。

（2）双因素理论在护理管理中的应用：①提供保健因素，积极预防和消除可能产生不满的情绪，如提供工资和安全保障、创造良好的组织气氛和对护理人员的监督能被接受等。②重视激励因素，以激发护理人员的工作积极性，如肯定工作成绩、适当授权、提供学习机会和为护士的成长创造条件等。③注意两方面因素之间的转化作用。保健因素与激励因素不是绝对的，是可以转换的，如奖金分配与工作绩效挂钩，反对"平均主义"，这样多拿奖金的护士会认为是对自己工作的认可，同时能激发更多的护士积极工作，产生激励作用。

（二）公平理论

公平理论又称"社会比较理论"。由美国心理学家 J. S. Adams 于1965年在其出版的《社会交换中的不公平》一书中提出，侧重研究工资报酬分配的合理性、公平性对工作积极性的影响。

1. 公平理论的主要观点　认为人的工作积极性不仅受其所得绝对报酬的影响，更重要的是受其所得相对报酬的影响。相对报酬是指个人付出劳动与所得报酬的比较值。付出劳动包括知识、学历、资历、能力、贡献等；所得报酬包括工资、奖金、晋升、荣誉、地位等。人们比较是否公平的方式：①横向比较，在同一时间内以自身同其他人比较。②纵向比较，将自己不同时期的付出与报酬比较。付出劳动与所得报酬比较的结果有三种：若为"="时，就会获得公平的感受，会保持工作的积极性和努力程度；若为"<"时，就会感到自己得到过高的收入，会自觉地增加付出；若为">"时，就会获得不公平的感受，会要求增加报酬，或减少工作时间，或消极怠工甚至辞职。

2. 公平理论在护理管理中的应用　①强调管理公平、报酬公平。应建立一套公平的奖罚制度、工资制度、奖金分配细则，实现量化管理。同时，还应给每一名护士公平的机会，如晋升、培训、工作安排、学历提高和家庭困难等都应公平对待。②在强调"按劳取酬"的基础上，应注意正确的公平心理引导，让护理人员认识到绝对的公平是不存在的，不要盲目或无理攀比，培养奉献精神。③注意公平不是平均主义。个人对组织的贡献大小不同，组织对个人的报酬也应有所区别。

（三）成就需要理论

美国哈佛大学教授 David C. McClelland 认为，个体在工作情境中有三种重要的动机或需要。①成就需要：追求卓越、追求成功的需要；②权力需要：影响或控制他人，且不受他人控制的需要；③亲和需要：寻求与别人建立友好亲密关系的需要。

护理管理中，管理者可根据每名护士不同的需要，为他们创造一个适宜的工作环境和组织氛围，激发他们的工作热情。例如，对于成就需要比较强的护士，管理者应让其承担具有一定挑战性的工作，发挥其最大的潜能，满足个人成就感。

（四）目标设置理论

美国马里兰大学管理学兼心理学教授 Edwin A. Locke 等在研究中发现，外来的刺激（如奖励、工作反馈、监督的压力）都是通过目标来影响动机的。他们认为，具体的工作目标可有效提高工作业绩，可以使人们知道自己要完成什么工作，以及付出多大努力可以完成。特别是目标相对于员工的能力有一定难度，但通过一定程度的努力可以实现时，这种目标一经完成，员工会获得极大的成就感，同时也满足了自我成长的需求。目标设置理论适用于那些接受并致力于实现目标的员工，为实现具体、困难的任务而努力的意愿是一种强有力的激励力量，只有在被接受的情况下，努力实现困难的目标才会带来更高的工作绩效。

该理论提示，护理管理者应加强目标管理，尽可能为下属设置清晰的工作目标。设置的目标应具有一定的挑战性，但必须是经过努力可以实现的。这样可以极大地激励有上进心和工作潜力的护士，使他们为护理工作做出更大贡献。

链　接　领导理论的新进展

（一）魅力型领导理论

魅力型领导理论（charismatic leadership theory）是指领导者利用其自身的魅力鼓励追随者并做出重大组织变革的一种领导理论。20 世纪初，德国社会学家 Max Weber 提出了"charisma"，即"魅力"的概念，并解释为领导者对下属的一种天然的吸引力、感染力和影响力。自 20 世纪 70 年代后期开始，一些学者进行了深入的研究，对这一概念做出了新的解释和定义，丰富了理论的内容。根据 Weber 的定义，魅力型领导就是"基于对一个人的超凡神圣、英雄主义或模范性品质的热爱以及由他揭示或者颁布的规范性形态或命令"的权威。具有魅力的领袖所具备的模范性品质超出了普通人的品质标准，普通人难以企及，常常被视为超凡神圣和具有模范性质，或者至少他们会将具有这种魅力品质的人视为领袖。Robert House 于 1977 年首先引进实证的观察法以去除神话的部分，他认为魅力型领导者具有三种个人特征，即高度自信、支配他人的倾向和对自己的信念坚定不移。随后，Warren Benni 在研究了 90 名美国最有成就的领导者后，发现了魅力型领导者共有的能力特征：有远大的目标和理想；明确地对下级讲清这种目标和理想并使其认同；对理想贯彻始终和执着追求；清楚自己的力量并善于利用这种力量。1987 年，麦吉尔大学的 Jay Alden Conger 与 Rabindra Nath Kanungo 对魅力型领导者进行了系统的研究，在最新的研究中，概括出魅力型领导者区别于无魅力领导者的特征：①他们反对现状并努力改变现状，设置与现状距离很远的目标愿景，能紧扣下属的需要阐明愿景而获得下属的认同；②对自己的判断力和能力充满自信；③采取个人冒险、付出巨大代价、做出自我牺牲实现主张的愿景；④经常突破现有秩序的框架，采取些新奇、违背常规的行为和异乎寻常的手段达到远大的目标；⑤经常依靠专家权和参照权去执行创新战略，而不仅用法定权力来实现组织的目标；⑥对环境变化非常敏感，并采取果断措施改变现状，被认为是改革创新的代表人物。

（二）变革型领导理论

变革型领导理论（transformational leadership theory）由政治社会学家 James Mac Gregor Burns 在其经典著作《领导力》中首次提及。Burns 将领导者描述为"能够激发追随者的积极性从而更好地实现领导者和追随者目标的个体"，进而将变革型领导定义为，领导者通过让员工意识到所承担任务的重要意义和责任，激发下属的高层次需要或扩展下属的需要和愿望，使下属视团队、组织和更大的政治利益超越个人利益。Bernard M. Bass 和 Bruce J. Avolio 等不断研究完善，最终将变革型领导行为方式概括为四个方面。

1. 理想化影响力指能使员工产生信任、崇拜和跟随的一些行为。领导者成为下属行为的典范，得到下属的认同、尊重和信任，下属认同和支持他所倡导的愿景，对其未来成就寄予厚望。

2. 鼓舞性激励指向员工提供富有意义和挑战性工作的行为。领导者表达对下属的高期望值，激励他们加入团队，运用团队精神和情感诉求来激发他们的积极性，从而获得更高的工作绩效。

3. 智力激发指领导者启发员工发表新见解和从新的角度或视野寻找解决问题的方法与途径的行为。领导者向下属灌输新观念，鼓励下属创新，挑战自我，对下属意识、信念及价值观的形成上产生激发作用并使之发生变化。

4. 个性化关怀指领导者仔细倾听并关注员工需求的行为。领导者重视下属的需要、能力和愿望，根据每名下属的不同情况及需要区别性地培养和指导他们。

第 3 节　领 导 艺 术

一、概述

随着医疗保健行业的飞速发展和医学模式的转变，以及各行各业的变化对医疗保健行业产生的影响，护理管理者除了要认真学习领导科学，大力推行标准化、规范化和科学化的管理之外，更要提高领导艺术，创新思路和方法，才能带领团队有效地抵御各种风险，保持组织的活力长久不衰。

（一）领导艺术的含义

领导艺术是指领导者在履行领导职责的活动中表现出来的，在一定的知识、经验和辩证思维基础上，富有创造性地运用领导原则和方法的才能；是领导者的学识、智慧、胆略、经验、作风、品格、才能等因素的综合体现，是领导者对科学的领导方法出神入化的具体运用，是领导者的领导技巧和领导科学的有机统一。

（二）领导艺术的特点

1. **综合性**　领导工作需要解决工作中的各种复杂问题，涉及的范围极为广泛，领导者需要综合运用自己的智慧、知识、才能等，因此决定了领导艺术具有综合性特点。

2. **科学性**　领导艺术建立在对客观事物及其规律的深刻认识和正确把握的基础上，需要运用个人掌握的社会科学和自然科学的知识，以及在知识武装下的个人能力，因此领导艺术具有明显的科学性。

3. **创造性**　领导艺术不是模仿和照搬，而是一种能动的创造，领导者总是在现实与未来、已知和未知、连续和间断、有限选择与无限复杂之间开展活动，需要积极探索，在带领群众开创未来的活动中表现出创造的才能。

4. **灵活性**　在大多数情况下，领导艺术不是遵循程式化的程序或模式来解决问题的，需要根据不同对象、时间、地点和条件等情境变换手段和方法，常常超出常规。

5. **多样性**　不同领导领域和不同领导层次常常表现出不同的领导艺术，甚至同一领域、同一层次的领导者，由于个人知识、能力、性格等的不同而采用的方法和策略也有所不同，即使同一领导者，面对不同对象、不同环境、不同目的的事件，也会表现出不同的方法和策略。

6. **实践性**　领导艺术是在领导活动的实践中产生、发展和提高的，是实践经验的凝练。

（三）运用领导艺术的原则

1. **创造性原则**　是领导艺术最基本的原则。领导者在处理问题时，要不受限于陈规，勇于突破常规惯例，通过思维的创新、开辟新领域、创造新方法，使问题得到合法、合理、合情的解决。

2. **适度性原则**　领导艺术在于做任何事情都能较好地把握时机，掌握分寸、恰到好处。既不过度强调，也不有意忽视，既保持动态发展，又保持相对稳定，既强调原则，又不乏灵活性。

3. **实事求是原则**　一切事物都在变化中，领导者要从实际出发，善于变通，勇于创新，善于从大量个别现象中总结规律，制订正确方案解决问题。

（四）提高领导艺术的途径

1. 熟悉本职工作，提高业务能力　领导艺术应建立在对本职工作的了解和熟练上。只有对工作了如指掌，才能灵活运用，增强领导艺术的创造性。

2. 继承前人成果，总结自己的经验教训　领导艺术作为一种领导工作的技能和技巧，很大程度上依赖于他人与自己的经验和教训。只有不断总结，才能把握领导艺术的规律，只有学习和借鉴，才能推陈出新，切实提高领导效能。

3. 掌握现代科学技术，提高逻辑思维水平　现代科学技术已经介入社会生活，领导者要大量吸收和运用现代科技成就和思维方式，以便迅速而准确地收集和处理工作信息，真正把领导艺术建立在科学的基础上。同时加强个人逻辑思维能力训练，克服陈旧的思维定式，掌握和驾驭科学的逻辑思维方法。

二、决策

决策是管理活动的核心，贯穿于管理过程的每一个环节，其质量的好坏对于管理工作的效率和效果有不容忽视的影响。决策是各级护理领导者最重要的工作。

（一）决策的概念

决策（decision making）是指组织或个人为了解决当前或未来可能发生的问题，从确定行动目标到拟定、论证、选择和实施方案的整个活动过程。这一概念包括三层含义：①决策是一种自觉的有目标的活动；②决策贯穿于管理的整个过程；③决策必然伴随某种行动，是决策者遵循客观规律，与外部环境、内部条件进行某种交互作用的过程。

（二）决策的原则

1. 信息准确原则　准确、完备的信息是科学决策的基础。决策的正确性、科学性与信息的质量、数量是成正比的。当今社会向信息化发展时，决策者必须在全面正确掌握各类信息后做出决策。

2. 科学可行原则　决策必须是可行的，这是衡量决策正确性的标志。要使决策科学可行，必须充分考虑决策实施的主客观条件、可能出现的变化，并预测决策实施后的影响。决策实施的主客观条件包括两个方面：一是所需要的人、财、物及科学技术等，是决策实施的必要条件；二是所需要的环境条件，包括国内外政治环境、社会公众的心理状态等，是决策实施的影响因素。决策前需要周密评估、审慎论证，切忌片面强调需要、单纯考虑有利因素或不利因素的决策。

3. 对比择优原则　正确的决策，必须建立在对多种方案的对比之上。只有充分比较，权衡各自利弊，才能从中择优。因此，应制订两种以上的方案，以便从多种方案中选择出最优方案。

4. 民主决策原则　为克服决策者在知识和经验方面的局限性，通常采用集体决策，充分发挥集体的聪明才智，集思广益。在集体决策中，要正确处理好集权和分权、集中和民主的关系，充分发扬民主作风，调动决策参与者及执行者的积极性和创造性。

5. 反馈原则　决策运行过程中会出现一些偏差，决策者要动态地追踪决策执行情况，时刻评价与反馈，及时修正决策方案，防止偏倚。

（三）决策的步骤

决策是一个全过程的概念，是人们从发现问题到解决问题整个过程中的科学实践活动，通常包括以下七个步骤（图 4-6）。

1. **发现问题**　是科学决策的前提。所谓问题，就是指现状与目标之间的差距。决策者在全面调查研究、系统收集信息的基础上发现问题，抓住问题的关键。例如，某科室护理人员不足，工作繁重，护理质量下降，领导者将目前的护理质量与国家卫生健康委员会制定的标准进行比较。问题的识别，还受组织文化、现有信息和决策者的经验、感知、注意力、情感等影响。

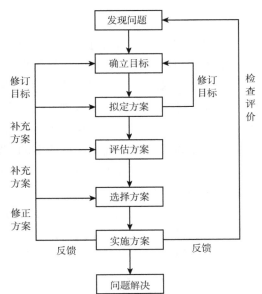

图 4-6　决策的基本步骤

2. **确定目标**　目标是决策所要达到的预期结果。明确的目标是有效决策的前提。有效的目标应当含义明确，有责任人和可操作性的指标，并切合实际。

3. **拟定方案**　目标明确以后，就应拟定实现目标的各种备选方案。多方案比较是科学决策的基础。常用拟定方案的途径有两条：一是经验，来自决策者的直接经验或他人的间接经验；二是创造，充分发挥创造力，拟定一个独到、新颖、适应未来发展趋势的方法。

4. **评估方案**　是指对方案进行分析或论证，以利于决策者挑选最有效、最满意的解决问题的方案。评估的内容：①方案实施的可行性，包括是否具备实施的条件、准备这些条件需付出的成本等；②方案实施可能带来的影响，包括长期的与短期的、有形的与无形的、好的与坏的等；③方案实施的风险。应权衡比较各种方案，排出优劣顺序，为选择方案做好准备。

5. **选择方案**　是决策的核心。在各备选方案中，经过反复对比、筛选，最后选出一套最优的或最满意的方案，选出的方案应符合全局性、适宜性、经济性标准。对于风险型决策，由于具有不确定性的特征，还应符合动态性标准。

6. **实施方案**　是决策过程中至关重要的一个环节，也是最困难的一步。为确保决策的顺利实施，应做到以下几点：①做好实施的组织工作，有时还须在全面推行前进行局部试点；②做好思想动员，并解释、说明和宣传方案实施的目的、意义、原则、方法和要求等；③对实施方案的过程进行及时有效的控制和监督，及时发现问题，纠正偏差。

7. **检查评价**　是决策的最后一步，但同时也应贯穿于决策实施的全过程。通过检查评价及时发现偏差，及时采取措施进行控制，从而确保决策目标的顺利实现。检查评价的结果有两种，一种是与决策目标一致，不存在偏差；另一种是与决策目标不一致，存在偏差。

（四）决策的方法

在决策的实践中，由于决策对象和决策内容的不同，产生了不同的决策方法，常用的有以下四种。

1. 互动群体法　是指通过召开会议的形式，让成员面对面地相互启发，从而获得决策意见和观点的方法。这种方法最为简单，在日常管理中应用最多。

2. 头脑风暴法　也称思维共振法，由美国学者 A. F. Osbom 创立，是较常用的集体决策方法。原则是鼓励一切有创见的思想，禁止任何批评。方法是将对解决某一问题感兴趣的人集合在一起，围圆桌而坐，先由决策者阐明问题，然后群体成员在完全不受约束的情况下畅所欲言，提出尽可能多的方案，不允许任何批评，并记录所有方案，再进行讨论和分析。最适合于比较单一、明确的问题，对于较复杂、因素众多、牵涉面广的问题，则不宜采用此法。

3. 德尔菲法　又称专家咨询法，由美国兰德公司于 1969 年提出。执行的前提是要求参加决策的成员都是专家或内行，专家之间不得互相讨论。实施步骤：①确定问题，设计解决问题的问卷；②每一位专家独立完成第一组问卷；③由领导者收集问卷，整理专家的意见，将结果汇总；④将汇总的结果复制反馈给各位专家；⑤在分析第一轮结果的基础上，再次请专家提出自己的见解；⑥重复④⑤步骤，直到意见基本一致。适用于重大复杂问题的决策，不用于日常事务的决策。优点：避免面对面的争论及崇拜权威、服从权威导致的创造性思维受抑，能使参与决策者畅所欲言，有利于表达意见和看法，产生有价值的方案。缺点：决策的时间过长，信息处理工作量太大，且不利于直接交流。

4. 名义集体决策法　特点是小组成员独立思考，互不通气和协商，小组只是名义上的。实施步骤：①召开群体会议，组织者把要解决的问题告诉参与者；②所有成员独立思考，写出自己的意见；③将想法提交给群体；④成员按次序逐个公开说明自己的想法，全体成员阐述完之前不做讨论；⑤开始讨论，鼓励对各种想法做出评价；⑥每名成员独立把各种想法排序，综合排序最靠前的想法就是该次的决策方案。这一方法的优点是鼓励成员独立思考，防止屈从压力。

三、沟通

（一）沟通的概念

1. 沟通　指将可理解的信息在两个或两个以上人群中传递的过程。在管理中，沟通是为了设定的目标，把信息、思想和情感在个人或群体间传递，并达成共同协议的过程。

2. 有效沟通　指传递和交流的信息可靠性和准确性高，其特征是及时、全面和准确。有效沟通的要求：①取得接收者的信任；②明确沟通的主体，不谈无关的事；③以对方能理解的方式讲述谈话的重点；④善于倾听。

（二）有效沟通的原则

1. 目的明确和事先计划　沟通者在进行沟通前应有明确的沟通目的和计划，以完成沟通。

2. 明确的信息　信息发送者要使用接收者能理解的文字、语言、语气来表达，并应有较高的表达能力，熟悉对方所能接收的语言，减少沟通障碍。

3. 及时沟通　及时可以使组织制定的政策、目标、措施、计划等尽快得到下级的理解支持和贯彻执行，同时也可使上级及时掌握下级的情感、态度及贯彻执行情况，有利于管理者不断提高管理水平及科学决策。

4. 合理利用非正式沟通　利用非正式沟通的正向功能来弥补正式沟通的不足。

5. 组织结构完整性　在进行沟通时，要注意组织结构的完整性。根据组织设计的原则，上级领导者不能越级直接指挥下属，下属也不能越级反映情况等，若确实需要越级沟通，应先取得直接管理者的同意。

四、冲突的处理

（一）冲突的概念

冲突（conflict）指群体内部个体与个体之间、个体与群体之间存在的一种互不相容、互相排斥的矛盾的表现形式。这一概念包括三层含义：①必须有对立的两个方面，缺一不可；②为取得有限的资源（财产、地位、权利、工作、时间、信息等）而发生的阻挠行为；③只有当问题被感觉到时，才构成真正的冲突。

（二）冲突的意义与价值

1. 冲突对个人的意义和价值　冲突可以给人一个学习的经历、成长的机会、改善的契机。

2. 冲突对组织的意义和价值

（1）通过发现冲突得到有价值的信息，及时控制问题。

（2）通过解决冲突求同存异，达成共识，导致组织有价值的变革。

（3）提升士气，保持组织旺盛的生命力。

（三）冲突的基本过程

冲突的过程包括四个阶段：潜在对立阶段、认知与个人介入阶段、行为阶段、结果阶段。

1. 潜在对立阶段　是冲突产生前的酝酿阶段。这一阶段，冲突产生的条件已经具备，这些条件是冲突发生的必要条件和引起冲突的原因，但是并不一定导致冲突的发生，这些条件主要包括以下三种。

（1）由沟通引起的冲突：沟通不良引起的冲突在我们日常生活和工作中随处可见。语言表达困难、语言使用不当等引起的彼此误解及沟通过程中的干扰均可造成沟通失败，成为冲突的潜在条件。此外，沟通的过多或过少（引发信息过多或过少）也会增加冲突的可能性。沟通的增加在一定程度上可增进了解，但是超过一定程度就可造成过度沟通，增加冲突的可能性。另外，沟通渠道不当也是冲突产生的因素之一。

（2）由结构因素引起的冲突：结构因素包含多层含义，包括组织的规模、员工工作的专门化程度、工作职权的明确程度、组织成员目标的一致性、组织奖惩制度等。研究表明，组织规模越大，工作专门化程度越高，发生冲突的可能性就越大。在成员年轻化及人员流动性大的组织中，发生冲突的潜在性较大。组织中各部门职权范围界定不明，目标多样，领导风格苛刻独裁，员工参与式管理，均可加大组织的内部分歧，增加发生冲突的可能性。另外，如奖励方法不公平，惩罚不一视同仁，也必然会引起冲突。

（3）由个人因素引起的冲突：个人因素包括个性特征及价值系统，它们构成了一个人的风格。有证据表明，具有高权威性、过于武断和缺乏自尊的人容易引发冲突。另外，价值系统的差异也容易导致偏见，意见分歧是导致冲突的一个重要因素。

2. 认知与个人介入阶段　在这一阶段，各种潜在的冲突条件进一步发展，引起个人的情绪反应并被人知觉，致使冲突产生。比如，护士与护士长一起讨论护理教学改革方面的问题，言谈中双方出现了分歧，但这并不意味着护士与护士长必然会发生冲突，只有当其中一方固执己见，对对方的意见不满，对自己意见不能被对方赞同而感到焦虑、挫折甚至气愤时才会发生冲突。

3. 行为阶段　随着个人情绪的介入，当一个人采取行动以达到个人目标时，便进入冲突的第三阶段——行为阶段。此时，冲突表现为外显的对抗形式，具体包括语言对抗、直接的攻击、抗争或暴力等。例如，护士通过罢工行为要求增加工资、夫妻之间由于孩子教育问题发生争吵等是冲突的外显形式。冲突的行为外显阶段往往也是处理冲突方式开始出现的时候。一般而言，一旦冲突表面化，双方便会寻找各种方法处理冲突。

4. 结果阶段　当冲突发展到外显对抗阶段后，就会产生一些结果。如果这种冲突提高了决策的质量，激发了革新与创造，调动了群体成员的兴趣与好奇，促进了组织或小组目标的实现，那么这种冲突就具有建设性。如果冲突带来了沟通的迟滞、组织凝聚力的降低，阻碍组织或小组目标的实现，降低了小组的绩效，那么这种冲突就是非建设性或破坏性的，在极端的情况下会威胁到组织的生存。

（四）冲突的处理策略

建设性冲突和破坏性冲突的划分不是绝对的，如果处理不当，建设性冲突也可以转化为破坏性冲突。如何正确地认识和理解冲突，合理解决组织或小组内非建设性冲突，提高管理的有效性是管理人员的责任。

1. 回避　指冲突发生时，采取漠不关心的态度，对双方的争执或对抗的行为采取冷处理的方式。当发生的冲突没有严重到损害组织的功能时，管理者可以采取这种方式处理冲突。此外，当管理者的实际权力不足以处理冲突时，或者在分权情况下，各部门自主性较大时，选择回避态度较为明智。例如，中层管理者面对公司高层管理者之间的冲突时，可选择回避的方式。

2. 妥协　是指冲突双方互相让步，以达成协议的局面，冲突双方都放弃部分利益，在一定程度上满足对方的部分需要。妥协实际上是谈判的一个组成部分。

3. 顺应　是指在紧张的冲突局面下，尽量弱化冲突双方的差异，强调双方的共同利益，降低冲突的紧张程度。顺应着眼于冲突的感情面，能起到临时性的效果。当冲突双方处于一触即发的局面或需要在短时间内避免分裂必须先调和局面时，可采取此方法。

4. 强迫　是指利用权力，迫使他人遵从管理者的决定。在一般情况下，强迫的方式只能使冲突的一方满意，如在处理下级的冲突时，使用诸如降级、解雇、扣发奖金等威胁手段来处理。经常采用这种解决冲突的管理方式往往会导致负面的效果。但是在紧急情况或为了组织长期的生存与发展，必须采取某些临时的非常措施的情况下，使用这种方式具有一定的作用。

5. 协作　当冲突双方都愿意了解冲突的内在原因时，分享信息在满足自己利益的同时也满足对方的需要，便会协商寻求对双方都有利的解决方法。协作方式被认为是处理冲突的最佳方式，但是协作方式的采用受组织文化和领导形态的影响，参与管理的组织中管理者较容易采取合作方式处理冲突。但是，当冲突内的情绪因素过多时，协作方式有可能会导致更大的冲突。

五、授权

（一）授权的概念

授权是指在不影响个人原来工作责任的情形下，将自己的某些责任分派给另一个人，并给予执行过程中所需要的职务上的权力。

（二）授权的原则

1. **视能授权原则**　是授权最根本的一条原则。授权前，领导者要根据工作任务的性质、难度，充分考虑被授权者的才能和知识水平，将任务授予最合适的人选。发现被授权者不能胜任时，应及时收回授权。

2. **责权对等原则**　授权时，领导者要充分交代，使被授权者明确任务目标及权责范围，避免推卸责任。责、权、利的一致性表现在保证下属在其位、谋其政、行其权、尽其责、得其利、罚其过。

3. **授权有度原则**　是指领导者授什么权、授多大的权必须有一定的限度，超出这个限度，授出的权要么无效，要么达不到目的。能力高者，承担的责任大些，授予的权限也应大些；能力低者，权限受限，不可盲目机械地硬性授权。

4. **单一逐级原则**　所谓"单一"，就是被授权者只能接受一个领导者授予的职责和权力，不能同时接受几个领导者的授权。所谓"逐级"，就是领导者只能对直接下属授权，绝不能越级授权。

5. **相互信任原则**　领导者一旦授之以权，就要充分信任，做到用人不疑。授权是否有效，在很大程度上取决于对下属的信任程度。要充分信任下属，放手让下属工作，避免想授权又不敢授权、授权后又干涉、授权后又收回等情况，这些都是不信任的表现。

6. **适当控制原则**　适当控制不是指在授权后不断地检查工作，而是指领导者在依据下属职权范围充分授权的同时，必须对所授之权实施有效的指导、控制和监督，真正做到权力能放、能控、能收。

（三）授权的方法

1. **充分授权法**　领导者将完成任务所必需的组织资源完全交给下属，并允许下属决定行动的方案。此种授权法可极大地发挥下属的积极性、主动性和创造性，并能减轻领导者不必要的工作负担，通常用于工作重要性较低、工作完成效果对全局影响不大的任务。

2. **不充分授权法**　实施前，领导者要求下属对该项工作进行深入细致的调查，提出解决问题的全部可能方案，或提出一整套完整的行动计划，经过授权者的选择审核、统一认识后，批准执行，并将执行中的部分权力授予下属。对于不符合充分授权条件、重要程度较高的工作可采用此法授权。

3. **弹性授权法**　领导者面对复杂的工作任务或对下属的能力、水平无充分把握，或环境条件多变时，采用弹性授权法。在运用这种方法时，领导者可以根据实际需要，对授权的范围和时间予以变动。授权变动时，领导者要给予下属合理的解释，以取得理解。

4. 制约授权法　领导者的管理跨度大，任务繁重，精力不足时，将某项任务的授权分解成两个或若干个部分，分别授权给不同的个人或部门，并使之互相制约，可以有效地防止工作中的疏漏。

5. 逐渐授权法　授权前需对下属进行严格考核，当领导者对下属的品德和才能不完全了解时，就可以逐步授权，先在小范围内授权，根据工作成效逐步扩大，避免失误造成较大的损失。

按照何种方法授权，取决于当时的综合情况和工作的急缓程度，这需要领导者因时因地地考虑。但无论何种情况，领导者授权以后，同样要承担最终责任，当下属不能履行职责时，应将权力收回。

六、激励

（一）激励的概念

激励源于拉丁文"movere"，原意是"开始行动""活动"。现代汉语词典对激励的解释为"激发勉励，使振作"。现代管理学中激励（motivating）的定义：利用外部诱因调动人的积极性和创造性，引发人的内在动力，朝向所期望的目标前进的心理过程。激励的实质是通过目标导向，使人们出现有利于组织目标的优势动机，并按照组织所希望的方向行动，从而提高组织的整体效率。从护理管理的角度来理解激励就是护理管理者调动护士工作的积极性，以提高其工作绩效和达成组织目标。

（二）激励的原则

1. 目标结合原则　在激励机制中，设置目标是一个关键环节。目标设置必须同时体现组织目标和满足员工需要，否则激励会偏离实现组织目标的方向，也无法提高员工的目标效价，达不到满意的激励效果。

2. 物质、精神、信息激励相结合的原则　组织中人的行为动力主要有三种：物质动力、精神动力与信息动力。因此，激励措施也应三方面结合。例如，护士长可采用薪酬激励方式，也可采取满足护士自尊与自我实现的精神激励的方式，还可采取外送护士学习、培训获取知识的信息激励方式。三种激励结合时，要灵活掌握，不可机械地、固定地予以规定。

3. 引导性原则　是激励过程的内在要求。激励措施产生的效果不仅取决于激励措施本身，还取决于被激励者对激励措施的认识和接受程度。

4. 合理性原则　包括两层含义：①激励适度。管理者要根据所实现目标本身的价值大小确定适当的激励量，过大或过小的激励都会影响到激励的效果。②激励公平。取得同等成绩的员工，要获得同等层次的奖励。激励的不公平会影响员工的工作效率与工作情绪，甚至会比没有激励带来的负面效应还大。

5. 时效性原则　护理管理者要善于把握激励的时机，"雪中送炭"和"雨后送伞"的效果是不一样的。激励越及时，越有利于将人们的激情推向高潮，使其创造力充分有效地发挥出来。

6. 正负激励相结合原则　所谓正激励就是对员工的符合组织目标的期望行为进行奖励。所谓负激励就是对员工违背组织目标的非期望行为进行惩罚。正负激励都是必要而有效的，不仅作用于当事人，而且会间接地影响周围其他人。

7. 按需激励原则　激励的起点是满足员工需要。管理者在激励员工时如不能掌握他们的需求，则不能够产生期待的结果，甚至产生反作用。因此，管理者必须懂得如何了解员工的需求，根据需求给予相对应的激励方式，才能达到事半功倍的效果。例如，对于求知欲较强的护士，护理部可提供其更多学习深造的机会，而并非一定采用经济性的薪酬激励方式。

8. 明确性原则　包括三层含义：①明确。激励的目的是需要做什么和必须怎么做应明确。②公开。特别是对于分配奖金等员工关注的问题更为重要。③直观。实施物质奖励和精神奖励时都需要直观表达它们的指标，直观性与激励影响的心理效应成正比。

自测题

A₁/A₂ 型题

1. 激励的基础是（　　）

   A. 需要　　　　B. 动机　　　　C. 目标

   D. 行为　　　　E. 需要满足

2. 根据领导行为四分图理论，对初步成熟的护士最适宜采取的领导方式为（　　）

   A. 高任务、高关心人　B. 高任务、低关心人

   C. 低任务、高关心人　D. 低任务、低关心人

   E. 高任务、不关心人

3. 费德勒（Fiedler）的权变理论中对领导效果最有利的环境条件是（　　）

   A. 上下级关系好，工作任务结构明确，领导者职权强

   B. 上下级关系好，工作任务结构明确，领导者职权弱

   C. 上下级关系好，工作任务结构不明确，领导者职权强

   D. 上下级关系差，工作任务结构明确，领导者职权强

   E. 上下级关系差，工作任务结构明确，领导者职权弱

4. 情境领导理论认为适宜授权型领导方式的员工成熟度类型是（　　）

   A. 能力低，动机水平低

   B. 能力低，动机水平高

   C. 能力高，动机水平低

   D. 能力高，动机水平高

   E. 能力高，无动机

5. 护士长根据工作的难度选择适度的工作任务授权给某位护士，是遵循了授权的哪项原则（　　）

   A. 视能授权原则　　　B. 责权对等原则

   C. 授权有度原则　　　D. 单一逐级原则

   E. 相互信任原则

6. 独裁型领导方式的特点不包括（　　）

   A. 权力高度集中

   B. 成员没有机会参与决策

   C. 靠行政命令和纪律等约束人

   D. 促进产生新概念

   E. 很少参与集体活动

7. 路径-目标理论认为领导方式的种类不包括（　　）

   A. 指导型领导　　　B. 支持型领导

   C. 参与型领导　　　D. 成就导向型领导

   E. 命令型领导

8. 某三级甲等医院内科张护士长为硕士学历，掌握丰富的社会人文科学知识和医学护理知识与技术专长，护士们遇到生活和专业上的问题都愿意请教张护士长，张护士长都能给护士们满意的答案。因此护士们很信任张护士长，愿意接受张护士长的领导，做好病房的护理工作。使张护士长的影响力起作用的因素为（　　）

A. 职位　　　　B. 能力　　　　C. 资历

D. 知识　　　　E. 传统

9. 李护士长在遇到问题时，经常发动护士们共同讨论，共同商量，然后再决策，并要求病房护士每个人各尽所能，分工合作，李护士长的这种领导作风属于（　　　）

A. 专权型　　　B. 自由放任型　C. 命令型

D. 权威型　　　E. 民主参与型

10. 小张是急诊科护士长，在平时的管理中经常发动护士们共同讨论，共同商量，然后再决策，今天突然来了 15 名车祸患者，小张护士长应采取的领导作风为（　　　）

A. 权威型　　　B. 民主型　　　C. 放任型

D. 自由型　　　E. 协商型

（唐琳昭）

第 5 章

控 制

第 1 节 概 述

案例 5-1

为了创建优质护理服务示范病房，神经内科张护士长通过一系列的举措来提升患者对护理工作的满意度，包括改变排班模式，增加午班、夜班护士人数，确保薄弱环节患者的安全；经常参与危重患者的责任包干，了解、检查和指导低年资护士工作完成情况；制订患者对护士满意度调查问卷，对出院患者进行调查；将责任护士薪酬与患者满意度挂钩；针对患者提出的意见，不断改进工作。通过努力，今年"5.12"国际护士节，神经内科光荣地被评为"全国优质护理服务示范病房"。

问题： 1. 本案例中张护士长是如何进行护理管理的？

2. 张护士长采用的措施注意了哪些关键问题？

3. 你有更好的建议和措施吗？

一、控制的概念

（一）控制的定义

所谓控制，简单说就是"支配"和"驾驭"。控制是一种监视工作活动的过程，用来保证工作按计划完成，并且纠正出现的任何显著的偏差。

1. 从不同方面理解控制

（1）在控制论中，控制是指为了改善或发展某个或某些受控对象的功能，通过信息反馈加于该对象上的作用。

（2）在管理学中，管理学家对控制的概念有不同看法。Henri Fayol 认为，控制就是监视各人是否按照计划、命令及原则执行工作。Richard M. Hodgetts 指出，控制就是管理者将计划的完成情况和目标相对照，然后采取措施纠正计划执行中的偏差，以确保计划目标的实现。Harold Koontz 则认为控制就是按照计划标准衡量计划的完成情况和纠正计划执行中的偏差，以确保计划自标的实现。

（3）在护理管理中，控制是指护理管理者对被管理者的工作情况进行检查，看是否按既定的计划、标准和方向运行，如有偏差就要做出改进，以确保目标的实现。比如，医院的护理部通过检查收集病房和护理人员工作情况，并根据预定标准衡量、评价相关信息，对偏差部分进行干预或纠正，从而实现保证或改善护理质量的目标。

2. 概念 包括三个方面的含义。

（1）控制是一个对系统的信息进行分析、比较、判断、执行的过程，是一个有组织的动态过程。

（2）控制是通过"监督"和"纠偏"来实现的，一方面发现偏差，分析原因；另一方面进行纠正，以确保组织目标实现。

（3）控制的目的是保证组织中的各项活动按既定的计划和标准进行，具有很强的目的性。

（二）控制思想的产生与历史发展

关于控制的思想和概念人类早已有之。《毛传》曾记载："骋马曰磬，止马曰控。"使用石头当作工具这种带有"目的性"的活动就渗透着"控制"。古代两军对战，互探军情，依据对方变动的情况来部署自己的兵力和方案，达到消灭敌人的目的，这就是控制思想。

将控制思想发展成为一门科学理论，其功绩当属美国著名数学家 Norbert Wiener。1948 年由他发表的《控制论》一书提出：控制现象存在于各个领域，是客观世界的一种普遍现象，许多性质各异的活动过程都有控制的规律性。

控制论产生后，被渗透到几乎所有自然科学和社会科学领域的各个方面，广泛应用于经济、社会工程、管理等各个领域，极大地促进了自然科学和社会科学的结合，开辟了人类认识世界和改造世界的新途径。

二、控制的作用

美国管理学家 Henry Sisk 指出："如果计划从来不需要修改，而且是在一个全能的领导人的指导之下，由一个完全均衡的组织完美无缺地来执行的，那就没有控制的必要了。"然而，这种理想的状态是不可能成为组织的管理现实的。无论计划制订得如何周密，由于各种各样的原因，人们在执行计划的活动中总会或多或少地出现与计划不一致的现象。

在现代管理中，人、财、物等要素的组合关系是多种多样的，有时时空变化和环境影响大，有时内部运行和结构变化大，加上组织关系错综复杂，随机因素很多，处在这样一个十分复杂的系统中，要想实现组织既定目标，求得在竞争中的生存和发展，不进行控制工作是不可想象的。任何组织都需要控制，它的主要作用是限制偏差的累积和使组织适应环境变化。

（一）限制偏差累积

一般说来，组织中小的偏差和失误并不会立即带来严重的损害，但如果不纠正小的偏差，偏差就会积累和放大，变得十分严重，就如同著名的拓扑学连锁反应蝴蝶效应所演示的一样。

护理工作出现偏差在很大程度上是无法避免的，如果护理管理者不能及时获取偏差信息，并及时采取有效的纠偏措施，减少偏差的积累，就会造成非常严重的后果。例如，在护理管理过程中，如果忽视对护士培训和一些关键环节的控制，就会给患者生命造成不可挽回的损失。只有关注细节，注重关联，控制全局，才能确保患者安全。

（二）适应环境变化

任何组织、任何活动都不是静止的，其外部环境和内部条件都在不断发生着变化。而在管理过程中，管理者制定目标到实现目标是有一段时间的。即使在制订计划时考虑到了实现目标的各种有利条件和影响因素，但环境和条件的不断变化，加上管理者自身判断和执行计划时可能会出现的偏差，都会对组织实现目标产生影响。因此，为了保证计划的正常执行，建立控制系统来帮助管理者预测和识别这些变化就十分必要。控制系统越有效，持续时间越长，组织对环境变化的适应能力就越强，组织在激烈变化的环境中生存和发展的可能性就越大。

（三）控制在管理中的作用

控制职能通过纠偏与计划、组织、领导、协调等职能紧密结合在一起，控制职能是管理活动的五大基本职能环节中的最后一环，是一个管理周期的结束，同时又是另一个管理周期的开始。在这个周期中，科学的计划有赖于管理者对整个组织各方面信息的全面掌握，而这些信息的绝大部分是通过控制过程获得的。而要进行有效的控制，必须先制订计划，有完善的组织机构，并给予正确的指导和领导。由此可见，控制是计划实施的保证，计划是控制的标准和依据；决策目标决定控制内容，控制工作为实现决策目标服务；组织成员的工作成效评价的有效性在许多方面也与控制工作的质量直接相关。控制工作存在于管理活动的全过程中，发挥着至关重要的作用。

三、控制的类型

按照不同的依据控制可分为许多种。例如，按业务范围可分为业务技术控制、质量控制、资金控制、人力资源控制等；按控制时间可分为日常控制和定期控制；按控制内容的覆盖面可分为专题控制、专项控制或全面控制；按控制手段可分为间接控制和直接控制；按作用环节可分为前馈控制、同期控制和反馈控制。这些分类方法并不孤立，有时一个控制活动可能同属于几种类型。比如，护理部的领导抽查护士工作，既属于业务技术控制，又属于反馈控制。

下面重点介绍按控制手段和控制点位置的不同而划分两个类型。

（一）按控制手段划分

1. **间接控制**　是指被管理者（被控对象）从管理者制定的制度、政策等规定中接受控制信息进行自我控制的一种形式。这种控制不是直接从管理者那里接受控制信息，能使管理者摆脱大量琐碎事务，集中精力管理那些涉及全局的关键性问题和难以预料的例外情况，有利于提高控制效率。

2. **直接控制**　是指管理者直接向被控对象发出控制信息，约束、指导、监督被控对象行为的一种控制形式。

（二）按控制点的位置划分

1. **前馈控制**　又称基础质量控制、预先控制，是指在活动开始之前，管理者对结果进行认真分析、研究和预测，并采取必要的防范措施，使可能出现的偏差预先得以制止的控制方法。前馈控制是面向未来的，强调"防患于未然"，将偏差消灭在萌芽状态。前馈控制不针对具体人员，一般不会造成对立面的冲突，是一种比较理想和有效的控制。

在护理管理中，对急救物品、医疗器械等所进行的质量要求，对应聘护士进行材料审核、面试、体检、试用期考察等，都属于前馈控制。

2. **过程控制**　又称环节质量控制、现场控制，是指在活动执行过程中管理者进行现场观察、检查、指导、监督行为和纠正偏差的一种控制方法。过程控制一般由基层管理人员针对具体人员的特定行为进行控制，比较容易形成管理者和被管理者之间的对立。

实际工作中，当护理部查房发现治疗室内清洁区和污染区划分不清时，护理部主任立即要求科室护士予以纠正，并提出改进措施就属于过程控制。

3. 反馈控制　又称终末质量控制、事后控制，是指管理者在活动结束后对照标准检查结果，找出偏差，分析偏差发生的原因和影响，采取防范措施，防止偏差发展或再发生的控制方法。反馈控制是历史最悠久的控制类型，虽然对已发生的偏差、已造成的损失于事无补，但由于受到各方面条件的限制，这一控制方法仍然被广泛使用，可谓"亡羊补牢，未为晚也"。

在护理质量控制中，"每月满意度""一级护理合格率""压疮发生率"等指标都属于反馈控制指标。

> **链　接**　扁鹊三兄弟的故事
>
> 春秋战国时期，有位神医被尊为"医祖"，他就是扁鹊。一次，魏文王问扁鹊："你们家兄弟三人，都精于医术，到底哪一位最好呢？"扁鹊答："长兄最好，仲兄次之，我最差。"文王说："那么为什么你最出名呢？"扁鹊说："我长兄治病，是治病于病情发作之前，由于一般人并不知道他事先已铲除病因，所以他的名气无法传出去；我仲兄治病，是治病于病情初起时，一般人以为他只能治轻微的小病，所以他的名气只及本乡里；而我是治病于病情严重之时，一般人都看到我在经脉上穿针管放血、在皮肤上敷药或做大手术，所以以为我的医术高明，名气因此响遍全国。"
>
> 扁鹊大哥擅长的是"前馈控制"，能够帮助人们防患于未然，扁鹊二哥擅长的是"过程控制"，能够帮助人们免受重大疾病或灾难的折磨，扁鹊擅长的是"反馈控制"，挽狂澜于既倒，是临危受命型的关键人物。从结果来说，反馈控制不如过程控制，过程控制不如前馈控制。能够发现小的偏差迅速纠正，发现小的隐患及时排除，把风险和事故消灭在萌芽状态，做好前馈控制是最高明的管理策略。

四、控制的原则

（一）与计划一致原则

控制活动是为了实现计划而采取的保证措施，计划是实现控制工作的依据，故控制工作应考虑到各种计划的特点而展开，包括控制系统的设计、控制技术的运用，都要能够反映所拟定计划的要求，并有助于计划的实现。比如，临床护理服务质量的控制标准要反映临床护理工作特点和要求；护理教学的计划与落实要依据教学质量标准和要求。

（二）组织机构健全原则

控制工作是一种带有强制性的管理活动，要实现有效控制，必须有健全且强有力的组织机构作保证。首先，组织机构健全能够保证信息畅通，有效避免控制过程中的时滞现象，提高控制活动的效率。其次，如果组织机构没有权力，就无法实行控制；在赋予管理者权力的同时，还要明确规定在他们应有的职权范围内应负有哪些责任，即健全的组织机构要求职、责、权三者统一。

目前，我国的护理管理部门为了保证护理质量，都建立了多层次的质量监控体系，并配备了得力的主管人员，具有健全的组织机构、明确的职责，保证了护理工作的正常运转。

（三）重点性原则

在控制过程中，管理人员都希望对每个部门、每个环节进行全面的了解和控制，但是由于时间、精力和财力的限制，面面俱到是不可能的，也是浪费和没有必要的。对一个管理者来说，应将精力集中于那些对计划完成影响大的重点因素、关键环节上。比如，护理工作细致且项目繁多，但基础护理、特一级护理、危重患者的病情观察、消毒隔离管理、护理文件书写等是工作中的重点问题，控制了这些问题，也就控制了护理工作的全局。

（四）例外情况原则

例外情况原则是指管理者在控制过程中要着重对计划实施中的例外情况进行控制。因为客观环境时刻在发生变化，并会对计划的执行、目标的实现产生一定的影响，而控制常常是以环境变化不大为前提实施的，尽管预防措施可以针对一些可能出现的变化，但只是一些可以估计到的问题。所以，对一些突发性事件、环境中较为巨大的变化，管理者要格外关注，否则很可能错过最好时机，给组织造成重大损失。

在实际管理过程中，必须将例外情况原则与重点性原则相结合。因为重点性原则强调的是需要控制的点，而例外情况原则强调的是这些控制点上发生偏差的大小。有时控制点上的小偏差可能要比其他方面较大的偏差影响更大。只有密切注意控制点上的例外情况，才能产生事半功倍的效果。

（五）灵活性原则

控制是通过纠正活动中出现的偏差，使被控系统按原计划执行，以实现目标的过程。但现实管理活动中常常会出现以下情况，即管理人员发现原定计划本身存在某些问题而不能被下级很好地贯彻执行，或者是组织所处内外环境发生的变化使下级无法执行原计划，在这种情况下，就涉及灵活控制的问题。

作为一名管理者，要灵活实行控制要求，通过停止实践活动，立即修正计划中的错误；遇到突发事件，顺势而果断地采取特殊措施，保持对运行过程的管理与控制，避免造成更大损失和严重后果。

五、控制在护理管理中的应用

控制是管理的五大职能之一，贯穿护理活动的全过程，是每个层级管理者和护士工作的常态。应重点对护理安全、护理成本等方面实施全面的控制。

（一）护理安全管理

1. 相关概念

（1）护理安全：是指在实施护理服务全过程中，不发生允许范围以外的心理、机体结构或功能上的损害、障碍、缺陷或死亡。它包括护理主体（护士）的职业安全和护理对象（患者）的安全。

（2）护士职业安全：是指护士在执业过程中将遭受不幸或损失的可能性最小化的过程，主要涉及护理工作场所中的各类安全问题。

（3）患者安全：是指为避免患者遭受事故性损伤，规避、预防和改善健康服务导致患者不良结果或损伤的过程。

（4）护理安全管理：是指以创建安全的工作场所为目的，主动实施一系列与安全相关及职业健康相关的行动措施与工作程序。它包括护士职业防护和患者安全管理。

2. 内容

（1）护士安全管理：护士安全属于医疗机构职业健康与安全范畴，主要涉及护理工作场所中的各类安全问题。护士安全的威胁因素有生物危险因素、化学危险因素、物理危险因素、环境与设备危险因素、身心危险因素。

医院应通过营造以人为本的医院文化，建立护士安全健康指引，指导护士进行职业安全防护和科学应对，通过对各级护理人员的相关培训、建立护理职业防护管理机制等多种手段进行护士安全管理。

（2）患者安全管理：是指为防止患者因医疗护理过程中的意外而导致不必要的伤害，保证患者的身心健康，对各种不安全因素进行控制的过程。护理工作中的患者安全问题通常包括医院感染控制、环境安全、用药安全、设备器具及违背法律和护理规程问题。

患者安全管理的重点为建立健全护理安全管理体系，制定和完善相关法律法规；建立患者安全信息基础设施；健全护理安全（不良）事件报告系统；完善护理差错的分析系统；制定保证患者安全的操作流程。

护士安全和患者安全密切相关、相互影响。当护士编制不足时，护士身心疲惫，很容易产生护理失误，进而威胁患者安全；而当发生了护理不安全事件使患者安全受损时，极易导致患者对护士不信任，对护患关系存疑，护士安全必然受到威胁。

（二）护理成本控制

1. 相关概念

（1）护理成本：是指在提供诊疗、监护、防治、基础护理技术及服务过程中的物化劳动和活劳动消耗。物化劳动是指物质资料的消耗；活劳动是指护士脑力劳动和体力劳动的消耗。

（2）护理成本控制：是按照既定的成本目标，对构成护理成本的一切耗费进行严格的计算、考核和监督，及时揭示偏差并采取有效措施，纠正偏差，使成本被限制在预定目标范围内的管理方法。

2. 护理成本控制的方法

护理成本控制包括合理地编制护理成本预算，将有限的资源适当分配给预期的或计划中的各项活动；进行护理服务的成本核算，实施实时动态监测和管理；开展护理成本分析，利用有限资源提高护理服务质量。护理成本预算是计划，也是前馈控制，是成本控制的最常用方法；护理成本核算是过程控制，即对医疗护理服务过程中的各种开支，依计划进行严格的控制和监督，并正确计算实际的成本；护理成本分析是反馈控制，即通过实际成本和计划成本的比较，检查成本计划的落实情况并提出改进措施。

第2节　控制方法

一、控制的对象

控制的对象也称控制的内容，美国管理学家 Stephen P. Robbins 将控制的内容归纳为人员、财务、作业、信息和组织绩效五个方面。

（一）对人员的控制

组织目标主要是通过人员的工作来实现的，为了把握人员的工作方向和效率，必须对人员进行控制。控制最实用的方法有直接巡视，发现问题马上进行纠正和对员工进行系统化的评估。第一种方法指的是护士长巡视病房时，发现一名护士在给患者进行静脉输液但没有认真核查患者的个人信息，护士长马上指明正确的操作方法，并告之在今后工作中按正确的流程操作。第二种方法是通过评估员工的工作情况，对成绩好的给予表扬或增加工资等鼓励，从而维持和增进其良好的表现，对成绩差的根据偏差的程度采取如业务培训等措施或给予不同的惩罚。

（二）对财务的控制

医院各项工作的正常运作必须有财务控制作保障，这部分职能主要由财务部门完成，主要包括审核各期的财务报表和计算常用财务指标，找出与目标之间的差距，分析形成差距的具体原因，以降低成本，保证各项资产都得到有效的利用等。对护理管理者来说，主要的工作是进行护理预算和护理成本控制。

（三）对作业的控制

作业是指从劳动力、原材料等物质资源到最终产品和服务等的转化过程。对护理工作而言，作业就是指护士为患者提供各项护理服务的过程。作业的控制是通过对护理服务过程的控制来评价并提高护理服务的效率和效果，从而提高医疗服务质量。护理工作中常用的作业控制包括护理技术控制、护理质量控制、医疗护理所用材料及药品购买控制、库存控制等。

（四）对信息的控制

因为管理者是通过信息的传递来完成工作的，所以信息的数量、质量、来源和时效性直接影响整个工作的成效。对信息的控制就是通过建立一个良好的管理信息系统使正确的数据能在正确的时间、以正确的数量为正确的人提供。护理信息系统包括护理业务管理、护理行政管理、护理科研教学三个信息系统，其中护理业务管理系统包括患者信息系统、医嘱管理系统和护理病例管理系统等。

（五）对组织绩效的控制

组织绩效是指组织在某一时期内完成的任务的数量、质量、效率及盈利情况。组织绩效的实现建立在个人绩效实现的基础上。当组织的绩效按一定的逻辑关系被层层分解到每个工作岗位及每个人时，只要每个人都达成了组织的要求，组织的绩效就实现了。

二、控制的过程

控制过程是一系列管理活动组成的一个完整监测过程，这一过程包括三个关键步骤：确立标准、衡量实际绩效和采取行动纠正偏差，它们相互关联、缺一不可。

（一）确立标准

确立标准是控制的首要环节，是衡量绩效的依据和准绳。如果没有标准，检查和衡量实际工作就失去了依据，控制就成了无目的的行动，就不会产生任何效果。确立标准包括确定控制对象、选择控制关键点、确定控制标准。

1. 确立控制对象　"控制什么"是确立标准首先要解决的问题。因为控制的最终目的是确保实现组织的目标，所以凡是影响组织目标实现的因素都应该是控制的对象。但是在实际管理工作中，想要对影响组织目标实现的因素都进行控制是不可能的，也是不现实的。通常，通过分析各种因素对目标实现的影响程度，从中挑选出具有重要影响的因素作为控制的对象。

2. 选择控制关键点　确定控制对象后需要选择控制的关键点，以确保整个工作按计划执行。

在选择控制的关键点时，一般是选择影响整个工作运行过程的重要操作和事项，能够在重大损失出现之前显示出差异的事项，能够让管理者对组织总体状况有一个比较全面的了解、能够反映组织主要绩效水平的时间和空间分布均衡的事项。

护理管理控制的关键点一般如下。

（1）关键制度：查对制度、消毒隔离制度、交接班制度和危重患者抢救制度等。

（2）高危护士：新上岗的护士、实习护士、进修护士及近期遭受重大生活事件的护士等。

（3）高危患者：疑难重症患者、新入院患者、大手术后患者、接受特殊检查和治疗的患者、有自杀倾向的患者及年老和婴幼儿患者等。

（4）高危设备和药品：特殊耗材、急救器材和药品、重症监护仪器设备、剧毒药品、麻醉药品、高渗药品及高腐蚀性药品等。

（5）高危科室：急诊科、手术室、供应室、监护室、新生儿病房、血液透析室、产房、高压氧治疗中心等。

（6）高危时间：交接班时间、节假日、中夜班、工作繁忙时等。

（7）高危环节：患者转运环节等。

3. 确定控制标准　在找到控制关键点后，常常需要将这些关键点进一步分解为一系列的控制标准。控制标准分为定量标准和定性标准，前者是控制标准的主要形式，后者主要是难以量化的标准，如医院的信誉、患者的满意度、护理人员工作能力等。

（二）衡量实际绩效

对照标准衡量实际工作绩效，是控制过程的第二步。管理者首先要收集实用性强的信息，并将实际绩效与标准进行比较，确定计划执行的进度和出现的偏差。需要注意以下三个方面。

1. 确定适宜的衡量方式　管理者应对衡量什么、如何衡量、衡量间隔时间和由谁来衡量做出合理的安排。

（1）衡量项目：即明确采用何种信息与所定的标准相对照。一般在衡量前建立相应评价表格，表格内确定需要衡量的项目和具体要求等内容。衡量项目将在很大程度上影响护理人员的追求方向。

（2）衡量绩效：常用的有观察法、报表和报告、抽样调查、召开会议等。

（3）衡量频次：即衡量的次数或频率。不同的衡量项目，衡量的频度也不一样。衡量频度过高，不仅会增加控制费用，还会引起相关人员的不满与抵触情绪，从而对实现组织目标产生负面影响；衡量频度过低则有可能造成许多重大的偏差不能及时被发现，不能及时采取纠正措施，从而影响计划的实施和组织目标的实现。适宜的衡量频次取决于被控制活动的性质和要求。

（4）衡量主体：包括工作者本人、下级、同事、上级或职能部门的人员等，衡量的主体不同，控制的类型就不同，对控制效果和控制方法产生的影响也不同。

2. 建立有效的信息反馈系统 为了保证管理部门能够掌握大量实际工作状况的信息，必须建立有效的信息反馈系统，使实际工作情况的信息能够迅速收集上来，实时上传到恰当的主管部门，并且能够将纠偏措施的指令迅速下达到有关执行部门。

管理者可以通过实地考察、建立汇报制度、建立监督检查机构、应用现代化信息系统等方式获得大量的真实的控制信息。

3. 通过衡量成绩检验标准的客观性和有效性 通过衡量工作绩效发现出现偏差有两种可能：一是执行中出现问题，需要马上进行纠正；二是标准本身存在问题，需要修正或更新标准。

（三）采取行动纠正偏差

这是控制工作的关键。其重要性是使系统重新进入正常的轨道，从而实现组织预定的目标，这不仅体现了控制职能的目的，而且还把控制和其他管理职能紧密结合在一起。

1. 评价偏差及其严重程度 偏差是控制系统中绩效标准与实际结果的差距。管理者需要对偏差严重程度进行判断，要看偏差是否足以构成对组织活动效率的威胁、是否立即采取纠正措施。例如，急救物品完好率 99% 与健康教育知晓率 90% 比较，前者 1% 的偏差会比后者的偏差对医院造成更大的危害。

2. 分析偏差产生的主要原因，明确纠偏措施的实施对象 引起偏差的原因常常是复杂多样的。管理者需要从控制系统内部环境、控制系统外部环境、分析内外部因素三个方面找原因。在某些情况下，偏差还有可能来自不切实际的标准。标准过高或过低，即使其他因素都发挥正常也难以避免偏差。

3. 选择适当的纠偏措施 在纠偏过程中，要比较纠偏工作的成本和偏差可能带来的损失，选择投入少、成本低、效果好的方案组织实施。同时，管理者要充分考虑计划已经实施的部分对资源的消耗、环境的影响及人员思想观点的转变。最后，由于纠偏措施会不同程度涉及组织成员的利益，因此，在纠偏过程中，管理者要避免人为的障碍，注重消除执行者的疑虑，争取组织成员对纠偏措施的理解和支持，使得纠偏工作得以顺利实施。

第 3 节　有效控制系统

一、有效控制系统的概念

控制系统是指组织中具有目的、监督和行为自我调节功能的管理体系，包括施控和受控两个子系统。护理管理的施控系统，也就是控制的主体，通常在医院内部有三级护理管理组织形式和二级护理管理组织形式两种常见的类型。护理管理的受控系统，也就是控制的对象，一般分为人、财、物、作业、信息和组织的总体绩效等。其中，各级护士既是受控的客体，又是对下一级护士和自身进行控制的主体。

二、有效控制系统的特征

（一）目的控制

目的性是有效控制系统的一个实质性标志。控制作为一种管理职能，是受一定目标的指引，为一定目标服务的。如果缺乏目的性，控制工作将会陷入一团混乱。通常，控制的目的可能会相同，但更多的时候是不同的甚至还可能相互矛盾。作为一名管理者，应该在众多的目标中，挑选出一个或几个最关键、最能够反映工作本质和需求的目标加以控制，以确保组织目标实现。

（二）及时控制

有效控制系统具有及时性。控制本质上是一个获取信息、加工信息和使用信息的过程。能否获得实时信息，并及时发现计划执行中的问题，采取应对措施进行纠正，关系到控制的效率和整个管理的效率，更关系到计划目标能否实现。如果重要的信息得不到及时的收集和传递，信息的处理时间过长，对于失误没有及时采取纠正措施，甚至是实际情况发生了变化才采取纠正措施，可能会造成严重的损失。

（三）客观控制

有效控制系统必须是客观的、符合实际的。一是控制过程中采用的检查、测量技术手段必须能正确地反映组织在时间、空间上的变化程度与分布状况。二是组织还必须定期检查过去规定的标准和计量规范，使其符合现时的要求，标准和规范不应自相矛盾。

（四）自我控制

有效控制系统应该是允许员工进行自我反馈和自我控制的系统。一项控制活动或一项纠偏措施如果得不到受控者和施控者的信任、理解和支持，注定会失败。因此，重视控制系统对人心理和行为的作用，努力克服他人控制的消极影响，促使员工主动自愿地控制自己的工作活动，是实施控制的最好办法。

（五）预防控制

有效控制系统还应具有预防性。在制订计划和控制标准时，要以未来的发展为导向，要能够预测未来，预见计划执行过程中可能出现的问题，针对可能出现的偏差，预先采取防范措施，而不是等到问题出现时，再去被动寻求解决方法。

自测题

A₁/A₂型题

1. 控制的含义不包括（　　）
   A. 控制等同于管理
   B. 控制是一个系统过程
   C. 控制是通过纠偏来实现的
   D. 控制的目的是保证组织实现目标
   E. 控制需对系统的信息进行分析、比较、判断

2. 控制的对象不包括（　　）
   A. 人员、作业
   B. 信息

   C. 目标和计划
   D. 绩效
   E. 财务

3. 控制系统能及时发现偏差信息，并迅速做出反应，防止偏差积累，体现了控制系统的（　　）
   A. 实时控制
   B. 适度控制
   C. 客观控制
   D. 自我控制
   E. 灵活控制

4. 进行控制首先遇到的问题是（　　），这是确立标准前首先要解决的问题

A. "控制什么"　　　B. "如何控制"

C. "什么时候控制"　D. "谁负责控制"

E. "为什么控制"

D. 护士在给患者进行静脉输液，护士长在旁查看，发现有错误，立即指出问题

E. 护理部每月的护理质量检查结果反馈

5. 在计划完成后进行的评价性控制是（　　）

A. 前馈控制　　　　B. 现场控制

C. 预防控制　　　　D. 反馈控制

E. 预先控制

8. 管理的计划、组织、领导、决策与控制，从作用的关系来看（　　）

A. 计划是手段　　　B. 组织是手段

C. 控制是手段　　　D. 领导是手段

E. 决策是手段

6. 以下不是根据控制措施的作用环节不同而划分的是（　　）

A. 前馈控制　　　　B. 现场控制

C. 预防控制　　　　D. 反馈控制

E. 自我控制

9. 反馈控制（　　）

A. 又称环节质量控制　B. 又称基础质量控制

C. 又称预防控制　　　D. 又称事后控制

E. 又称同步控制

7. 下列不属于现场控制的情形的是（　　）

A. 科室护士长一日五查房

B. 护理部组织的午间、夜间及节假日查房

C. 护士在配制静脉输液时，发现药液有沉淀，立即停止配液并与药师联系

10. 下列不属于控制实施的原则的是

A. 与计划一致原则　B. 重点性原则

C. 例外情况原则　　D. 全面性原则

E. 组织机构健全原则

（赵　蓉）

第6章

护理质量管理

第1节 概　述

案例 6-1

某医院为进一步推进优质护理服务工作的开展，开始试点实施无陪护病房。在开展的过程中出现了很多问题，如护理人力资源不足的问题、护工工作职责和培训问题、患者外出检查的安全问题、医疗辅助部门力量不足问题、夜间患者安全问题、陪侍人管理问题等，由此引发了一系列的护患纠纷、护理差错事件及患者安全事件。

问题： 请您结合护理质量管理的特点和原则，分析这个案例中无陪护病房应该如何开展才能保障护理质量，推进优质的护理服务。

一、质量管理和护理质量管理的概念

质量是医院发展的基础，是医院管理的核心工作。护理质量是衡量医院服务质量的重要标志之一，是护理工作的核心。护理质量管理是一个不断发展、持续改进的过程。在医疗市场竞争日益激烈及人们生活水平不断提高的今天，如何把握护理质量管理的重点，确保护理质量稳步提升，提高患者的满意度，是护理管理者的中心任务，也是医院护理工作的主要目标。因此，理解质量管理的基本概念是具备现代质量管理最新思想的前提。

（一）质量管理的基本概念

1. 质量（quality）　又称为"品质"，在管理学中是指产品或服务的优劣程度。国际标准化组织对质量的定义："反映实体满足明确和隐含需要的能力的特性总和。"质量一般包含三层含义：规定质量、要求质量和魅力质量。规定质量是指产品或服务达到预定标准；要求质量是指产品或服务的特性满足了顾客的要求；魅力质量是指产品或服务的特性超出了顾客的期望。

2. 质量管理（quality management）　是组织为使产品或服务质量满足质量要求，达到顾客满意而开展的策划、组织、实施、控制、检查、审核及改进等有关活动的总和。质量管理的核心是实现质量方针与目标，通常包括质量策划、质量控制、质量保证和质量改进，是全面管理的一个中心环节。

3. 质量体系（quality system）　指为保证产品、过程或服务质量满足规定（或潜在）的要求，由组织机构、职责、程序、活动、能力和资源等构成的有机整体。按体系目的可分为质量管理体系和质量保证体系两类。

4. 质量策划（quality planning）　是确定质量目标和要求，采用质量体系要素，规定必要运行过程和相关资源的活动过程。策划的结果以质量计划（quality plan）的文件

表现形式表达。质量策划类型：①服务策划，即对服务质量特性进行识别、分类和比较，并建立其目标、质量要求和约束条件；②管理和作业策划，即对实施质量体系进行准备，包括组织和安排；③编制质量计划和做出质量改进规定。

5. 质量控制（quality control）　是对影响服务质量的各环节、各因素制定相应的监控计划和程序，对发现的问题和不合格情况进行及时处理，并采取有效纠正措施的过程。质量控制强调满足质量要求，着眼于消除可能发生的偶发性问题，使服务体系保持在既定的质量水平。

6. 质量保证（quality assurance）　是为了向服务对象提供足够的信任，表明组织能够满足质量要求，而在质量体系中实施并根据需要进行证实信任度的全部有计划和有系统的活动。质量保证是一种特殊的管理形式，其实质是组织机构通过提供足够的服务信任度，阐明其为满足服务对象的期望而做出的某种承诺。质量保证分第一方、第二方、第三方保证，如 ISO 质量管理体系认证、JCI 认证属第三方保证。

（二）护理质量管理的基本概念

护理质量管理是护理管理的核心，也是护理管理的重要职能。护理质量不仅取决于护理人员的业务素质和技术水平，与护理管理方法的选择和管理水平也是密不可分的。当今护理管理的核心是以人为本，是科学性与文化性的有机统一。如何为患者提供全面、连续、整体的高质量服务，满足他们社会、心理、身体各方面的需求，已成为所有护理管理者面临的首要任务。

1. 护理质量　是指护理活动的特性满足要求的程度，即护理人员为服务对象提供的护理服务既要符合职业道德规范和操作规程，又要满足服务对象明确和潜在的要求；是在护理过程中形成的客观表现，直接反映了护理工作的职业特色和工作内涵。它是衡量护理人员素质、护理领导者水平、护理业务技术和工作效果的重要标志。

2. 护理质量管理　是指按照护理质量形成的过程和规律，对构成护理质量的各要素进行计划、组织、协调和控制，以保证护理工作达到规定的标准和满足服务对象需要的活动过程。

3. 护理质量管理的特点

（1）特殊性：护理工作性质的特殊性决定了护理质量管理的特殊性。护理服务的对象是人，人除了具有生物学特点外，还具有心理和社会特点，所以护理服务一定要以人为中心，站在服务对象的角度思考，树立整体观念，全面满足患者的身心需求。此外，护理的质量直接关系到患者的康复和生命，关系到整个人类社会的健康水平，所以安全管理是护理质量管理的重要指标之一。

（2）广泛性：护理质量管理涉及的内容非常广泛。首先，管理部门广泛，包括病房、急诊、门诊、手术室、供应室等；其次，管理的项目广泛，包括人力资源管理、环境管理、院感防控、设备耗材管理、护理业务及技术管理等；最后，流程管理，包括护理规章制度管理、护理工作流程管理等。随着护理内涵的延伸，护理服务的范围越来越广，护理质量管理的内容也越来越广泛，目前社区护理服务和家庭护理服务质量已成为护理质量管理中的热门课题。

（3）协同性：优质护理服务绝不是只靠护理一个部门可以实现的。护理工作与医疗、医技、后勤、职能科室等部门的工作有着密切的联系，护理工作的标准体系必须体现协调性。此外，护士的团队协调与配合也是护理质量管理的关键。护士数量多、分布广，优质护理服务既要求每名护士发挥自己的能力，又需要注意整体的协调配合，发挥团队精神，提高工作的精准程度。

（4）连续性：护理质量管理是医院质量管理中的一个重要环节，在这个环节中又有许多程序，每一个程序均有承上启下的作用，并周而复始、不断循环。每一个程序的质量都关系到整个护理服务的质量，所以护理质量管理要体现在各个程序中，体现管理的全面性和连续性。

二、质量管理的发展

质量管理是随着生产的发展和科学技术的进步而逐渐形成和发展起来的，按照质量管理所依据的手段、方式、管理范围及质量观的不同，质量管理的发展先后经历了三个阶段。

（一）质量检验阶段

质量检验阶段的质量观认为"符合标准"就是合格的产品质量。这一理念始于20世纪20年代，其基本观点是质量以符合现行标准的程度作为衡量依据。只有被定义出来规格标准的产品可以被有效地检查，才能确定其产品的符合度。早期的质量管理是在Frederick Winslow Taylor 科学管理理论指导下，把质量检验从生产过程中分离出来，对产品质量进行有组织的专职检验。这种质量控制主要是事后的检验和质量评价，而无法在生产过程中起到预防和控制作用，即只能挑出不合格产品，但无法预防和控制不合格产品的产生，结果必然会给企业造成损失。

（二）统计质量控制阶段

统计质量控制阶段的质量观认为质量应该以适合顾客需要的程度即"适用性"作为衡量的依据。这一理念始于20世纪40年代，人们已经开始把顾客需求放在首要位置，质量管理开始运用数理统计法原理，实行统计质量控制方法，即在生产过程中，通过抽样检验控制质量。质量管理工作开始从单纯的产品检验发展到对生产过程的控制，管理重点由"事后把关"变为"事先预防"，衡量产品最终的质量标准不仅仅包括产品的规格，还包括客户"隐含"的期望。

（三）全面质量管理阶段

20世纪60年代，质量管理进入全面质量管理（total quality management，TQM）阶段，这一时期所提出的"全面顾客满意"概念又将质量管理带入一个新的阶段。全面质量管理的思想和方法，赋予了质量管理新的内涵，使质量管理水平得到了较大提高。全面质量管理的理念是组织应该以"全面顾客满意"为核心，它涉及组织运行的全部过程，组织的全体员工都应具有质量管理的责任。全面质量管理的含义见表6-1。

表 6-1　全面质量管理的含义

1. 强烈关注顾客	"顾客"不仅包括外部购买产品和服务的人，还包括内部顾客
2. 持续不断的改进	是一种永不满足的承诺，质量总能得到改进
3. 改进组织中每项工作的质量	采用广义的质量定义，不仅与最终产品有关，并且与生产过程全部活动有关

4. 精确度量	采用统计技术度量组织生产中的每一关键变量，然后与标准比较，发现问题、找到根源、解决问题
5. 向员工授权	吸收生产一线的职工加入质量改进过程，采用团队形式发现问题、解决问题，使人人参与质量管理

这一新的质量管理理论很快被各国所接受，同时各国又根据本国的国情加入自身的实践成果，使质量管理发展到全面质量管理阶段。全面质量管理的理论和方法在全球的运用获得了极大的成功，被誉为 20 世纪管理科学最杰出的成就之一。

三、护理质量管理的意义

护理工作是为保持和促进人的健康服务的职业，对患者的生命健康负有重大责任，护理工作必须体现以健康为中心的服务思想，对人民大众的健康负责，不断提高技术水平和服务质量。护理质量是医院综合质量的重要组成部分，护理质量管理的意义特殊：首先，护理服务的主要对象是患者，护理服务活动与人的健康甚至生命息息相关，护理质量的好坏直接关系到患者的生死安危。在一切质量中，生命质量第一、人的安危第一，护理质量管理负有重大的社会责任。其次，护理质量管理涉及医院的各个部门和医疗工作的各个环节，与医院的发展息息相关。随着我国改革开放的不断深入，医疗市场竞争日趋激烈，高品质的服务质量成为医院赖以生存的基础，应不断完善护理质量管理，使护理质量管理有条件和能力实现规范化、现代化和国际化，在医院的全面建设和发展中起到积极作用。

四、护理质量管理的原则

（一）系统性原则

用系统观点去认识和组织质控活动，对护理质量形成的整体过程、各种要素之间的关系，以及整体与要素之间的关系都要进行控制，以达到整体功能的全面提高。

（二）科学性原则

制定护理质量标准不仅要符合法律、法规和规章制度的要求，而且要从客观实际出发，根据现有的各种条件制定出质量标准和具体指标，并且能够满足患者的需要，以此来规范护士行为，提高护理质量和医院管理水平，促进护理学科发展。

（三）可衡量性原则

质量必须建立在科学数据的基础上，因此在制定护理质量标准时，要尽量用数据来表达，对一些定性标准也尽量转化为可计量的指标，便于统计处理。

（四）严肃性和相对稳定性原则

在制定各项质量标准时要有科学依据和群众基础，一经审定必须严肃认真执行，保持各项标准的相对稳定性，不可朝令夕改。

（五）持续改进原则

患者的需求是不断变化的，必须持续改进质量才能满足和超越患者的需求。持续改进是指在现有水平的基础上，通过一系列的活动，使产品和服务不断提高的循环过程。

这就要求护理管理者及每名护理人员要有追求卓越的质量意识，不断发现问题、解决问题，以达到持续质量改进的目的。

（六）护理质量"零缺陷"原则

管理者必须把护理安全管理作为护理质量管理工作的重点，树立强烈的安全责任感，强化护士安全意识，工作从细节抓起，要善于捕捉工作中的安全隐患并及时采取防范措施，以保证护理工作安全稳定。

五、护理质量管理的基本任务

（一）建立护理质量管理体系

完善的护理质量管理体系是贯彻护理质量方针政策、执行护理质量规章制度、实现护理质量目标的重要保障。护理质量体现在护理服务活动过程中的每一环节，要使护理服务过程中影响每一环节质量的因素都处于受控状态，必须建立完善的护理质量管理体系，有效地把各部门、各级护理人员、各种质量要素、各项工作及物资组织起来，形成一个目的明确、职权分明、协调一致的质量管理体系，才能保证护理服务活动的有效开展和服务质量的不断提升。

（二）制定护理质量标准

护理质量标准是护理质量管理的基础，也是规范护理行为的依据。因此制定科学统一的护理质量标准是护理质量管理的基本任务和基础工作。

（三）开展护理质量培训

开展护理质量培训，首先要向护理人员灌输质量意识，帮助护理人员树立质量第一、患者至上的思想。其次要进行护理质量管理方法和护理质量标准的培训。

（四）实施全面护理质量控制

全面质量管理是护理质量管理的核心，要对影响质量的各要素、各个过程进行全面的质量控制。建立质量可追溯机制，在出现问题时能及时准确追查原因。

（五）跟进护理质量评价

质量评价是护理质量管理的重要环节，也是护理质量持续改进的依据。要根据实际情况、按照标准、采用不同的评价方式对护理质量进行评价、跟踪和反馈。

（六）实现护理质量持续改进

质量持续改进是护理质量管理的灵魂，也是护理质量管理的重要组成部分，其本质是持续的、渐变的变革。要树立不断改进、追求卓越的意识，力争对护理质量进行持续改进。

第 2 节　护理质量管理方法

一、PDCA 循环管理法

20 世纪 50 年代著名美国质量管理专家 William Edwards Deming 博士提出了 PDCA 循环管理模式，又称"戴明环"，即计划（plan）、执行（do）、检查（check）、处理（act）四个阶段的循环反复过程，是一种程序化、标准化、科学化的管理方式，在当今企业管理中得到广泛应用。这个循环包括质量系统活动必须经历的四个阶段、八个步骤，是全面质量管理中反映质量管理客观规律和运用反馈原理的系统工作方法。

（一）PDCA 循环的内容与步骤

PDCA 循环分为四个阶段（P 阶段、D 阶段、C 阶段、A 阶段），反映了管理工作必须经过的四个阶段，一般情况下可以具体分为以下八个步骤进行。

1. **P 阶段**　制订目标和计划，即该循环的前四个步骤。

第一步：分析现状。找出存在的问题和主要问题。对于存在的问题，应尽可能用数据加以说明。在分析现状时，切忌"没有问题""工作很好"等自满情绪。该步骤可采用排列图、直方图、控制图等统计学技术。

第二步：分析产生问题的原因。对找出的主要问题分析其产生的原因，分析时切忌主观、笼统、粗枝大叶，该步骤可采用因果图、系统图、关联图等统计学技术。

第三步：找出主要原因。采取"关键是少数，一般为多数"原则，从众多问题原因中找出主要的原因，以便抓住关键、解决问题，该步骤可采用排列图、关联图等统计学技术。

第四步：制订措施计划。应针对问题产生的主要原因制订措施，明确职责和时间要求。措施计划应具体、明确，一般应明确：为什么可制订这一措施（或计划）（why）；预计达到什么目标（what）；在哪里执行这一措施计划（where）；由哪个单位或谁来执行（who）；何时开始，何时完成（when）；如何执行（how）等。

2. **D 阶段**　实施计划、付诸行动，即该循环的第五个步骤。

第五步：执行措施计划。为确保有效执行措施计划，应对有关人员进行培训，配置充分的资源。

3. **C 阶段**　检查、调查执行结果，即该循环的第六个步骤。

第六步：根据措施计划进行检查、调查，并以事实、数据反映执行结果。

4. **A 阶段**　总结评价，即该循环的最后两个步骤。

第七步：总结成功和失败的经验，把成功的经验纳入有关标准、制度之中，巩固已经取得的成绩，防止重蹈覆辙。

第八步：尚未解决的问题或新发现的问题应转入下一循环。

（二）PDCA 循环的特点

1. **系统性**　PDCA 循环作为科学的工作程序，其四个阶段的工作具有完整性、统一性和连续性特点。在实际工作中，缺少任何一个环节都达不到预期效果。

2. **关联性**　作为一种科学管理方法，具有大环套小环、小环保大环、互相联系、互相促进的特点。医院、护理部、各科室与个人，就是不同的大环、中环和小环。在这一过程中，它们彼此关联、衔接紧密，每一个循环持续的时间反映了管理工作的效率（图 6-1）。

3. **递进性**　每次循环都有新的目标，都能解决一些新的问题，会使质量提高一步，接着又制订新的计划，在较高基础上开始新的循环，周而复始，不断循环，不断提高（图 6-2）。

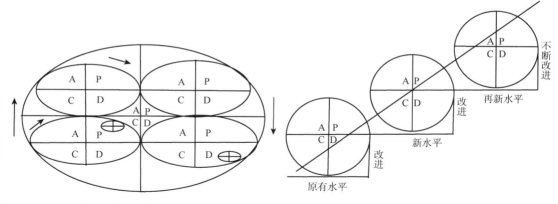

图 6-1　大环套小环示意图　　　　　图 6-2　PDCA 循环式上升示意图

（三）PDCA 循环的应用

护理质量管理是医院质量管理大循环中的一个小循环，并与医疗、医技、后勤、行政等部门质量管理小循环共同组成医院质量管理的大循环。小循环解决各自的质量问题，同时它们之间又需要互相协调和配合，围绕医院这个大循环进行运作，大循环又要保小循环，只有这样医疗护理质量才得以稳步提高，医院的发展才能进入一个良性循环轨道。医院质量管理是按照医疗质量形成的规律，对医疗质量进行计划、组织、领导、控制，以保证和提高医疗护理质量的管理。医疗卫生领域中，质量管理有其自身的敏感性、特殊性和复杂性，如何运用全面质量管理的思想提高医疗护理质量是一个值得深入研究的课题。在医院质量管理中，应根据全面质量管理的理论，结合卫生系统改革的新形式、新要求，开展广泛的质量教育，健全质量管理制度，实现质量标准化，完善质量保证体系，建立质量信息系统，遵循医院质量管理的基本原则：患者至上，质量第一，费用合理原则；预防为主，不断提高服务质量原则；全过程、全部门和全员的系统质量管理原则；标准化与数据化原则；科学性与实用性原则。

二、根本原因分析法

根本原因分析法（root cause analysis，RCA）是一种回溯性失误分析工具，最早应用在美国航空安全领域，随后广泛推广于各行业。作为一种质量管理模式，其核心是一种基于团体的、系统的、回顾性的不良事件分析方法，通过找出系统和流程中的风险和缺点并加以改善，从错误中反思、学习及分享经验，可以做到改善流程、事前防范。它从多角度、多层次提出针对性预防措施，预防同类不良事件的发生，以此改善传统质量管理只解决单一事件、治标不治本的缺点。

（一）根本原因分析法的基本概念

根本原因分析是一种结构化的问题处理法，用以逐步找出问题的根本原因并加以解决，而不是仅仅关注问题的表征。根本原因分析是一个系统化的问题处理过程，包括确定和分析问题原因，找出问题解决办法，制订问题预防措施。在质量组织管理方面，根本原因分析能够帮助管理者发现组织问题的症结，并找出根本性的解决方案。

（二）根本原因分析法的基本步骤

根本原因分析法首先成立 RCA 小组，找出为什么会发生质量缺陷，记录每一个可能的答案。然后逐一对每个答案追问为什么，并记录下原因。对所有的原因进行分析，通过反复问为什么，能够把问题逐渐引向深入，直到发现根本原因。找到根本原因后，设计或选择改变根本原因的最佳方法，从而在根本上解决问题，其步骤如图 6-3 所示。根本原因分析法常用的工具有因果图、头脑风暴。

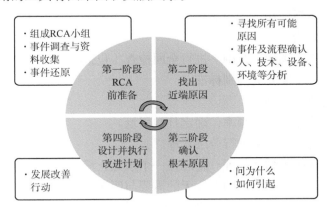

图 6-3　根本原因分析法基本步骤

（三）根本原因分析法在临床护理质量管理中的应用

根本原因分析法作为一种质量管理模式，已广泛应用于护理不良事件的管理中。护理不良事件的防范是个比较复杂的过程，与人为因素、设备因素、可控及不可控的外在环境因素等密切相关。根本原因分析法可对护理不良事件形成的多种因素进行分析，从而达到系统改善的目的，而非将问题归结于个人行为，使护理人员能更加深入地了解造成失误的过程和原因，从而改进工作程序和减少失误的发生，也使管理者的管理理念由"过错在个人"转变为"过错在系统"，由"人出错"转变为"如何纠正出错"。

三、5S 管理

（一）5S 的起源

5S 又称五常法，起源于日本，是各种机构（单位）中用来提高安全、改善环境品质、增加效率、减少故障、提升企业形象及竞争力的一种有效技术。运用五常法可在生产现场中对人员、机器、材料、方法等生产要素进行有效的管理。

5S 取自日语发音整理（seiri）、整顿（seiton）、清扫（seiso）、清洁（seiketsu）、修养（shitsuke）的首字母，所以统称为"5S"，其具体内容和典型的意思就是清掉垃圾和仓库长期不要的东西。1955 年，日本的 5S 宣传口号为"安全始于整理，终于整顿"，当时只推行了前两个"S"，其目的仅为了确保作业空间和安全，后因生产和品质控制的需要而又逐步提出了"3S"，也就是清扫、清洁、修养，从而使应用空间及适用范围进一步拓展。1986 年日本的 5S 著作逐渐问世，对整个现场管理模式产生了冲击性作用，并由此掀起了 5S 的热潮。

（二）医院五常法的含义

五常法是用来创造和维持良好工作环境的一种品质技术，针对医院现场各种状态进行常组织、常整顿、常清洁、常规范、常自律。近几年来国内不少医院也逐步开展五常质量管理法来改善医院环境品质，提高工作效率。

1. 医院常组织　将医院工作场所的任何物品明确区分为有必要的和不必要的两类，把必要物品的数量尽可能减少，然后留下来，放到合适的位置，将不必要的物品清除掉，腾出更多的空间来灵活使用，确保必要的物品触手可及。这是五常管理法的第一步，也是医院环境改善的开始。

（1）对所在的工作场所（范围）进行全面检查（包括看得见和看不见的地方）。

（2）制定需要和不需要的判别标准。

（3）清除不需要的物品。

（4）调查需要物品的使用频率，确定日常用量。

（5）根据物品的使用频率进行分层管理。

常组织特别强调每天循环整理。整理是一个永无止境的过程，现场每天都在变化，昨天的必需品在今天可能是多余的，今天的需要与明天的需求有所不同。整理贵在日日做、时时做，偶尔突击一下，流于形式，就失去了整理的意义。

2. 医院常整顿　在医院常组织过后将医疗上需要的东西进行整顿。常整顿就是对需要的物品进行合理的安置，把必要的物品按规定位置放好，并放置整齐，再加上标识，便于检索，使医院工作场所物品放置整齐有序，一目了然，减少寻找物品的时间，消除过多的积压物品，提高工作效率。常整顿是提高工作效率的基础。

（1）统筹可供放置的地方和物架（划线定位）。

（2）将物品在规划好的地方摆放整齐（规定放置方法）。

（3）标示所有的物品（目视管理重点）。

3. 医院常清洁　将工作环境中的每件物品和每个地方进行有规律的清洁和维护，使工作环境、物品、仪器设备保持清洁状态。常清洁的关键是划清区域，落实到人，每个人必须有各自的岗位和职责。保持医院环境整洁明亮，各种物品、仪器设备完好，处于备用状态。

（1）建立清洁责任区，分配每个人负责清洁、检查的范围。

（2）清洁要领：①对工作场所进行全面的大清扫，包括地面、墙壁、天花板、台面、物架等地方。②注意隐蔽的地方，使实施清洁更容易，尽量将物品离地放置。③医疗仪器、设备每次用完清洁干净并按需上油保护。④损坏的物品未修理挂上"待维修"标识，并及时修理。⑤定期组织清洁活动。

（3）全员参与：医院里每个人都有责任维持环境的清洁状态。

4. 医院常规范　医院常规范是五常法的结果，医院里每个人都要持续不断地坚持常组织、常整顿、常清洁（3S）。医院辅以一定的监督措施，有效地落实管理标识和工作环境方面的要求，促使员工养成良好的习惯；通过制度来维持环境的整洁，保持规范。

（1）认真落实前面 3S 工作。

（2）实行视觉管理和增加透明度。

（3）制定稽查方法和检查标准。

（4）维持 5S 意识。

常规范强调采用目视管理方法和颜色管理法。①目视管理法：把潜在的问题显现出来，让人清楚看到异常情形，不必浪费时间去研究或寻找。例如，通过医护人员挂牌上岗，明确每个人的职责范围，方便患者；职能部门在工作场所设立告示牌，明确工作范围、程序及标准；工作场所的危险区域或危险物品加贴警告标识等。②颜色管理法：利用不同颜色引起人们视觉的注意，防止呆板管理，调节工作场所的气氛，如红色标签用于外用药标识、蓝色标签用于口服药标识、黑色标签用于剧毒麻药标识、绿色标签用于杂物标识等。

5. 医院常自律　医院常自律是要求大家按要求去执行规定的制度，养成一种习惯。医院应使每一名员工树立遵守规章制度及工作纪律的意识，强调创造良好医疗氛围的意义，如果大多数员工按要求付诸行动，个别员工和新人就会跟随并向好的方面发展。此过程有助于人们养成遵守规章制度的习惯。

（1）持续推动常组织、常整顿、常清洁、常规范至习惯化。

（2）科室制定共同遵守的有关规则。

（3）持之以恒，坚持每天运用五常法，使五常法成为日常职责的一部分。

（4）加强五常法管理，将五常法管理工作纳入病房质量管理的检查内容。

（三）医院五常法的实施意义

1. 增加安全度　安全取决于工作场所内的常组织和常整顿活动，如药品的归类摆放，不同颜色标签示内外用药、毒麻药品等，可以吸引工作人员注意力，减少因个人主观因素造成的错误事件发生。物品的整齐摆放、电线的整理、"危险"警告牌、氧气筒的"严禁烟火"警告牌与及时处理噪声、震动、泄漏等情况，可以提高个人的安全意识，避免意外的发生，而灭火器、"紧急出口"标志及失火逃生指引和处理紧急情况的训练等可以在意外发生时把人员伤亡减少到最低限度。医院实施五常法既保证了患者的安全，也保证了工作人员的安全。

2. 改善护理服务品质　医院里的品质包括医疗服务的品质、护理服务的品质和各种相关检查的品质。工作中一个看上去很小的失误，可能会导致严重的后果，实施五常法是确保服务品质、环境品质的先决条件，可以促进医疗护理服务质量的提高。

3. 提高工作效率　定置管理使人、物、场所在时间和空间上都达到了优化的组合，通过物品的定置管理、视觉管理和增加透明度等，使常用的物品易取易放且标记清晰，可减少出错的机会和查找物品的时间，如急危重症科抢救时药品易于取用，可为抢救患者争取最佳的时机、最高的效率。

4. 提升医院的良好形象　医院通过加强工作系统的制度化，减少了不必要的浪费，增加了运行效益。环境的整洁有助于减少工伤意外；药物用品的规范摆放有助于减少医疗意外的发生。通过开展五常法，为患者营造一个安静、整洁、明亮、舒适、安全的就医环境，可使患者对医院产生信心，从而提升医院的形象。

5. 创造良好的医院文化　五常法倡导从小事做起，培养员工按规定做事，养成凡事认真的习惯，从而提升员工的品质，创造良好的医院文化。

第3节　护理质量管理常用工具

案例 6-2

　　某三甲医院护理部在护理管理中发现，产科新生儿脐部感染率较高，脐残端愈合率偏低。针对该情况，护理部立即召集产科护士长、护理质量控制小组成员、院感科相关人员召开会议，就新生儿脐部感染率高的可能因素进行头脑风暴。经过分析，大家认为可能导致新生儿脐部感染的原因如下：①母婴同室，消毒隔离制度不严，可引起交叉感染；②新生儿沐浴时脐残端浸泡在非无菌水中，可能引起脐部感染；③分娩过程中断脐器械可能被污染，脐残端接触被污染的手或敷料，引起感染；④脐残端留置过长、拆脐圈不及时可造成细菌感染；⑤脐部护理未按操作规范进行；⑥产前宫腔内感染等。

　　结合产科护理工作的实际情况，大家又认定上述前三个原因是引起新生儿脐部感染的主要原因。针对主要原因，护理部与质控小组制订了质量改进措施并对实施效果进行持续的跟踪。1个月后检查结果显示，新生儿脐部感染率明显下降。

问题： 1. 请问以上案例可应用什么质量管理工具？

　　　　2. 该工具应用时具体的步骤有哪些？

　　在质量管理活动中，强调"以事实为依据，用数据说话"，然而针对数据资料数量大且种类复杂等特点，常常需要借助科学的工具来完成对数据的收集、整理与处理。通过对数据的有效分析，寻找质量问题发生的原因，采取具体的质量改进措施，确保质量管理工作突显成效。

一、因果图

（一）因果图的概念和结构

　　任何一项质量问题的发生或存在都是有原因的，而且经常是多种复杂因素平行或交错地共同作用所致。要有效地解决质量问题，首先要从根本上找出这些原因，而且要从粗到细地分析归纳各个原因之间的相互影响，因果图正是解决这一问题的有效工具。

　　1. 概念　因果图也称树枝图或鱼骨图，是将对某项质量特性具有影响的各种主要因素加以归类和分解，并在图上用箭头表示其间关系的一种工具。其特点是简捷实用、深入直观，故在质量管理活动中应用广泛。

　　2. 结构　因果图的结构由以下三部分组成（图6-4）。

　　（1）特性（结果）：生产过程或工作过程中出现的结果，一般指尺寸、重量、强度等与质量有关的特性，以及工时、产量、机器的开动率、不合格率、缺陷数、事故件数、成本等与工作质量有关的特性。因果图中所提出的特性，是指要通过管理工作和技术措施予以解决的问题。

　　（2）原因：对质量特性产生影响的主要因素，一般是导致质量特性发生分散的几个主要来源。原因通常又分为大原因、中原因、小原因等。

（3）骨架：是表示特性（结果）与原因间关系或原因与原因间关系的各种箭头，其中，把全部原因同质量特性联系起来的是主干；把个别原因同主干联系起来的是大骨；把逐层细分的因素同各个原因联系起来的是中骨、小骨和细骨。

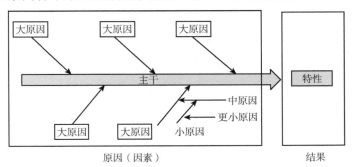

图 6-4　因果图

（二）因果图的绘制步骤

制作因果图分以下两个步骤。

1. 分析问题原因/结构

（1）确认质量特性（结果），即准备改善和控制的问题点。

（2）针对问题点，选择层别方法（如人、机、料、法、环等）。

（3）用头脑风暴分别对各层别找出所有可能的原因（因素）。

（4）将找出的各要素进行归类、整理，明确其从属关系。

（5）分析选取重要因素。

（6）检查各要素的描述方法，确保语法简明、意思明确。

2. 绘制因果图

（1）画出主干，填写特性（结果）。

（2）画出大骨，填写大原因。

（3）画出中骨、小骨，填写中、小原因。

（4）用特殊符号标识重要因素。

（5）记载必要的有关事项，如因果图的标题、制图者、时间及其他备查事项。

（三）因果图的制作注意事项

（1）主干线箭头指向的特性（结果）只能是一个，即每个因果图只能分析解决一个问题。

（2）头脑风暴时，应尽可能多而全地找出所有可能原因，故应广泛而充分地汇集各方面的意见。另外要特别重视有实际经验的现场人员的意见。

（3）因果图中的原因要分层别（类别），层别与层别之间的原因不发生联系，要注意正确归类，避免因果倒置的现象。

（4）确定大原因（大骨）时，现场作业一般从"人、机、料、法、环"着手，管理类问题一般从"人、事、时、地、物"着手，应视具体情况决定。

（5）注意所分析的各层次原因之间的关系必须是因果关系。如果某种原因可同时归属于两种或两种以上因素，请以关联性最强者为准（必要时考虑三现主义，即现时到现场看现物，通过相对条件的比较，找出相关性最强的要因归类）。

（6）大原因必须用中性词描述（不说明好坏），中、小原因必须使用价值判断（如……不良）。

（7）小原因要分析到能采取措施或策略为止。

（8）大原因不一定是主要原因，故在分析原因时，要找出主要原因做进一步调查和验证。

（9）绘图时，应保证大骨与主干呈60°，中骨与主干平行。

链　接　人机料法环

人机料法环是对全面质量管理理论中五个影响产品质量的主要因素的简称。人：指制造产品的人员；机：指制造产品所用的设备；料：指制造产品所使用的原材料；法：指制造产品所使用的方法；环：指产品制造过程中所处的环境。

二、质量检查表

（一）质量检查表的概念

质量检查表，又称岗位检查表，是为确保岗位人员能够有效、全面、彻底地执行质量标准而制定的一种岗位作业指导书。它把岗位质量要求转化为具体、明晰、易于理解、执行的条款，岗位人员按照它对产品（或）作业过程进行检查，而不需查阅繁多的标准、规定，当表中所列要求均得到满足时，该产品（或）作业过程就达到了预期的目的（合格）。

质量检查表因其简洁、可操作性强，成为提高产品质量和产量、降低人工成本、增加企业效益的捷径，被广泛应用于现代企业管理中。

（二）质量检查表的作用

质量检查表是指导性文件或工具，它的作用体现在以下几个方面。

1. **指导作用**　将产品的生产过程、方法、设施、标准或者某项工作的内容、要求、标准精炼成简洁、易懂的文字条款列于表中，岗位人员按照它的引导，通过规定的过程和方法，达到预期的产品或工作质量。

2. **规范作用**　有关要求和标准列于表中，岗位人员知道怎么做是正确的，且将这种认识深化，逐渐根植于心中。质量检查表可时刻提醒岗位人员执行检查表的要求。

3. **甄别作用**　岗位人员能对照检查表，立刻知道产品和工作质量是否满足预定的或者检查者的要求，以便及时处置，防止出现不合格产品或不合格的工作质量。

4. **补漏作用**　所有要求一一列明，只要按照检查表的内容去查，就能杜绝疏忽和遗漏。

（三）质量检查表的编制

质量检查表的设计是一项管理艺术，应围绕一项工作，把检查项目和具体要求列出来，形成检查表（表6-2）。

表 6-2　特级护理与一级护理质量检查表

护士姓名	患者姓名	护理计划	十一知道	五及时	三短	六洁	其他	评分	检查日期	检查者
			姓名、性别、年龄、诊断、主要病情、心理状况、治疗、饮食、护理措施、潜在危险及预防措施、级别护理	巡视病情及时 发现病情及时 报告医生及时 抢救患者及时 卫生处置及时	头发短 胡须短 指（趾）甲短	口腔清洁 头发清洁 手足清洁 会阴清洁 肛门清洁 皮肤清洁				

表 6-2 用于检查特级与一级护理患者护理质量，是危重患者护理质量检查的重点，是一个大的护理质量检控点。表中列出的检查项目即特级、一级患者质量检查的具体内容，也是二级检控点。具体要求是检查项目执行的内容和规范，是该质量检查的最小检控点。各种检控点要显示出层次，把概念性、模糊的质量要求具体化，可一目了然。

同类、单项护理工作检查表，汇总起来构成各大项工作检查表，如口腔护理、静脉输液、导尿灌肠等可汇总为技术操作检查表。把各大项工作检查表（如医德医风检查表、技术操作检查表、工作量检查表、文件书写检查表等）再汇总形成科室护理质量总检查表。全院将各科检查表汇成总表，构成"单项–大项–科室–全院"检查表体系。

（四）质量检查表编制的注意事项

1. 编制前准备　①技术人员或管理人员要按照预先的设想确定检查目的，并确定实现检查目的要控制的检查项目；②要收集每项检查项目的要求和标准。

2. 检查表内容　一般要求应包括检查项目、要求、实际检查结果（存在问题）、检查人和检查时间，附带要求可包括检查发现问题记录、整改、验证、备注等内容。编制质量检查表时可根据自己的实际需要确定附带要求。

3. 内容描述

（1）最大程度量化：能用数字体现的，坚决不用文字；实在不能量化的，可采用文字描述。

（2）是非分明：合格就是"是"，不合格就是"非"，不应出现两者中间或不能确定的结论。尽管有些参数只要在限定范围内就合格，但其范围应明确。

（3）杜绝链接：检查表中的规定必须完全明确，让人一看就懂。不应该出现诸如"有关""相关""转、续×××页×××款"之类的词汇。

（4）定期完善：定期对检查表进行检查、修改，使其更加符合实际，具有可操作性，真正达到其初衷。

第 4 节　护理质量评价与改进

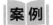
案例 6-3

某医院小儿输液区当班护士叫 44 号座位患儿××到小儿诊室行头皮穿刺，49 号座位患儿家属听成是自己小孩的名字走上前来，穿刺前护士再次询问患儿家属，患儿是否叫××这个名字?患儿家属回答说是，穿刺完毕后巡回护士带回座位时发现是 49 号座位的患儿，巡回护士立刻关闭输液管并拔除。

问题： 1. 该事件是否属于护理质量缺陷？请分析原因？

2. 作为管理人员，应该如何处理该类事件？

质量是产品与服务的生命。美国著名质量管理大师 Joseph H. Juran 博士曾说过：21世纪是质量的世纪，质量将成为组织成功的有效武器，成为社会发展的强大动力，没有质量就不会有组织的生存。对于护理专业来说，质量管理的重要性不可低估。护理质量管理是护理管理的核心，护理质量标准和评价是质量管理的关键环节，是护理管理的重要依据，是衡量护理工作优劣的准则，也是指导护士工作的指南。

一、护理质量标准体系概述

（一）概念

1. 标准（standard）　是指为在一定范围内获得最佳秩序，对活动或其结果规定共同的和重复使用的规则、导则或特性的文件。它以科学技术和实践经验为基础，经有关方面协商同意，由公认的机构批准，以特定的形式发布，具有一定的权威性。标准可分为国际标准、国家标准、地方标准、行业标准和企业标准。

标准具有如下含义：①标准的对象必须是比较稳定的重复性的事物或概念；②标准的制定必须在综合科学技术成果和实践经验的基础上进行；③标准必须能够反映事物发展的客观规律；④标准的形成必须经过民主协商达成共识；⑤标准制定后必须由主管部门批准发布，作为共同遵守的准则和依据。

2. 标准化（standardization）　是为在一定范围内获得最佳秩序，对实际的或潜在的问题制定共同的和重复使用的规则的活动。这种活动包括制定、发布、实施和改进标准的过程。这种过程不是一次完结，而是不断循环螺旋式上升的。每完成一次循环，标准水平就提高一步。标准化的基本形式：简化、统一化、系列化、通用化和组合化。

3. 护理质量标准（nursing quality standard）　是依据护理工作内容、特点、流程、管理要求、护理人员及服务对象特点、需求而制定的护理人员应遵守的准则、规定、程序和方法。护理质量标准由一系列具体标准组成，如在医院工作中，各种条例、制度、岗位职责、医疗护理技术操作常规均属于广义的标准。《中华人民共和国护士管理办法》、《综合医院分级护理指导原则（试行）》、《基础护理服务工作规范》与《常用临床护理技术服务规范》等，均是正式颁布的国家标准。

（二）制定标准的原则

制定标准要坚持标准的科学性、先进性、合理性和实用性，遵循科学、准确、简明和统一的原则。

1. 科学原则　标准的内容必须以现代科学技术的综合成果和先进经验为基础，护理成员应参与制定过程，并经过科学论证。标准中所有的技术指标、参数、统计公式等都必须具有科学性，能反映服务对象的需求和实践的需求。

2. 准确原则　标准的措辞要准确、清楚、符合逻辑，语句结构要严谨、避免模糊，以防理解错误。

3. **简明原则**　标准的内容要简洁明了、通俗易懂，避免使用生僻词或方言。在确保准确的前提下，使用大众语言。

4. **统一原则**　首先，表达方式要统一。例如，标准中相关的名词、术语、符号、代号所表达的意思要一致；同一级或同类标准的书写格式和使用的文字要统一。其次，与其他相关的标准或法律、法规要协调一致。

（三）护理质量标准体系理论

1. **结构–过程–结果质量理论**　20 世纪 60 年代末，美国"医疗质量管理之父"Avedis Donabedian 首次提出用结构–过程–结果质量模式对医疗保健服务的质量进行评价，该理论框架阐明了结构、护理过程与患者预后之间的关系，良好的结构能够增加良好过程的可能性，而良好的过程也会对结果带来影响，为医疗保健服务质量评价提供了更为广泛的视野，改变了传统的应用于复杂医疗环境下护理质量的评价指标，这一结构模式在 20 世纪 80 年代和 90 年代初期成为各国建立护理质量标准与评价的主要理论基础。

（1）结构评价：结构即照护环境属性，包括照护服务项目组成所需的组织构架、物力和人力资源配备等。主要目的是评价该服务项目的适宜性和可行性。评价指标：①照护环境；②照护者，包括护患比例、照护者的专业水平及其心理学技巧的掌握等；③患者特点，包括人口学资料、疾病基本状况等；④其他，包括照护活动相关的社会支持人员。

（2）过程评价：过程描述的是如何将结构属性运用到实践中，即患者接受的直接或间接医疗照护及其他补充性活动。评价的具体内容：照护活动运行顺序和进展状况；活动顺利运行时照护者和患者的角色、关系要求；发现照护活动实施过程中存在的问题并提供相应的解决方案。主要评价指标：①照护者的干预技术；②照护者人际沟通能力；③患者接受的干预强度；④实际干预同计划内容的一致程度。

（3）结果评价：结果即过程所带来的结局表现，目的是评价该项目的实施是否成功。结果是结构和过程的衍生，其评价指标包括主观和客观两方面。主观指标：①护患双方的满意度；②患者健康相关的生活质量；③患者焦虑或抑郁等不良情绪的改善。客观指标：①患者健康状况的改善，有无并发症的出现；②患者再入院率；③临床终点，如病死率；④社会效益，如患者自身及健康照护活动所产生的费用。

2. **三级结构理论**　我国学者把医疗质量管理划分为要素质量、环节质量和终末质量，并称之为三级结构理论。这三级结构是不可分割的整体，它们互相依存、相互制约、互相影响，以提高护理质量为最终目的。三级结构理论同样适用于护理质量管理，这一理念与结构–过程–结果模式的内涵、实质相一致。

（四）护理质量标准体系分类

目前尚无固定的分类方法，护理质量标准体系根据使用范围可分为护理技术质量标准体系和护理管理质量标准体系两大类（图 6-5）。

1. **护理技术质量标准体系**　是指对护理技术活动中需要协调统一的技术所规定的标准的聚合。它包含护理技术管理标准、护理技术操作标准、护理文件书写标准等。

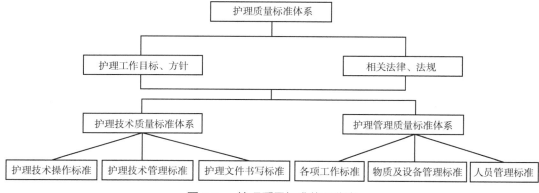

图 6-5　护理质量标准体系分类

2. 护理管理质量标准体系　是多元的、动态的，随护理事业的发展而不断完善，但护理服务质量最终应明确定位在护理服务的结果上，即护理服务在恢复患者身心健康和令人满意方面所达到的程度。护理管理质量标准是对护理管理诸多事项所做的质量规定，也是护理管理部门进行管理活动的依据。它包括人员管理标准、各项工作标准、物质及设备管理标准等。

（五）医院评审与常用的护理质量标准

1. 医院评审概述　医院评审是国际上盛行的一种医院质量评估制度，国际上通称为"医疗机构评审"，其含义是由医疗机构之外的专业权威组织对这个机构进行评估，以判断、评定其满足质量管理体系标准的符合程度。其目的和本质是强化医疗服务质量，提高医院科学管理水平，与时俱进地促进医院标准化、规范化、科学化和现代化建设与发展。

我国于 1989 年建立的医院分级管理与医院评审制度，是运用现代医院管理理论，借鉴国际先进经验，建立和实行的一种医院宏观管理体制。根据医院的不同功能、不同任务、不同规模和不同技术水平、设施条件、管理水平等，将医院分为不同级别和等次，对不同级别和等次的医院实行不同的管理和评审标准。它是一种根据医院分级管理标准，对医院工作和医疗服务质量进行院外评审的制度。

2. 医院常用的护理质量标准

（1）《综合医院评审标准》：是国内医院评审常用的质量标准。以卫生部《三级综合医院评审标准（2011 年版）》为例，它是在总结我国第一周期医院评审和医院管理年活动等工作经验的基础上，借鉴 JCI 标准制定的。它的主题是"质量、安全、服务、管理、绩效"，该标准共设置 7 章 72 节 391 条标准与监测指标。第 1~6 章共 66 节 354 条标准，用于对三级综合医院实地评审，并作为医院自我评价与改进之用。第 7 章共 6 节 37 条监测指标，用于对三级综合医院的运行、医疗质量与安全指标的监测和追踪评价。

除了基本标准外：结合公立医院改革的重点工作，2011 年版标准将部分医疗安全与患者权益的重点标准设置为核心条款，共 48 项。例如，评审标准的第 5 章为护理管理与质量持续改进，共 30 条 53 款，其中 2 项核心条款为优质护理服务落实到位；实施以患者为中心的整体护理，为患者提供适宜的护理服务。此外，设置部分可选项目，主要是

考点
医院常用的护理质量标准

指可能由于区域卫生规划与医院功能任务的限制，或是由政府特别控制，需要审批而不能由医院自行决定开展的项目。

（2）JCI 认证：JCI 创建于 1998 年，是国际医疗卫生机构认证联合委员会（Joint Commission on Accreditation of Healthcare Organizations，JCAHO）用于对美国以外的医疗机构进行认证的附属机构。JCI 由医疗、护理、行政管理和公共政策等方面的国际专家组成，他们分别来自西欧、中东、拉丁美洲及中美洲、亚太地区、北美、中欧、东欧及非洲。JCI 标准是全世界公认的医疗服务标准，在一定程度上代表了医院服务和医院管理的最高水平，也是世界卫生组织认可的认证模式。

JCI 认证的核心是医疗质量与医疗安全，50%的 JCI 标准直接与患者的安全相关。JCI 认证在护理质量管理中起着非常重要的作用。它能够提高质量管理理念，使护理管理者不再单纯关注个人绩效，而更多地关注系统和流程的绩效；护士对质量检查不再有抵制情绪，而是对质量问题更乐于交流和沟通，并积极参与改进项目。此外，它能实现护理质量持续改进，JCI 评审标准使临床风险持续降低，患者和员工的安全得到更为有效的保障，护理质量实现了改进工作系统化、改进过程标准化、改进内容数据化和改进成果科学化。

（3）ISO9000 族标准：国际标准化组织（International Organization for Standardization，ISO）是制定全世界工商业国际标准的建立机构。"1SO9000 族"是指由 ISO/TC176（国际标准化组织/质量管理和质量保证技术委员会）制定的国际标准。1SO9000 族标准是国际标准化组织在总结世界发达国家先进质量管理和质量保证经验的基础上编制并发布的一套实用而有效的管理标准。

以 2015 年版 1SO9000 族标准为例，其核心标准包括①ISO9000：质量管理体系——基础和术语，阐明了质量管理基本原则和各类术语的定义。②ISO9001：质量管理体系——要求，规定了组织实施质量管理体系要求，旨在为组织的产品和服务提供信任，增强顾客满意度。③ISO9004：组织持续成功的管理——一种质量管理方法，包括自我评价方法指南，以便组织对其质量管理体系的成熟度进行评价。该标准以"风险思维""PDCA 管理模式""过程方法"为核心理念，将以顾客为关注焦点、领导作用、全员参与、过程方法、改进、循证决策、关系管理作为七大质量管理原则。

1SO9000 族标准在护理管理中的应用，能够提高全体护士的质量意识，提高管理者的管理水平，规范护理行为，保障医疗安全，是护理质量控制的有效途径之一。

二、护理质量评价

护理质量评价是护理质量管理的重要手段，贯穿于护理过程的始终。通过护理评价可以客观地反映护理质量和效果，确定发生问题的原因，寻找改进的机会，不断提高护理质量。评价一般指衡量所定标准或目标是否实现或实现的程度如何，即对一项工作成效大小、工作好坏、进展快慢、对策正确与否等方面做出判断的过程。评价主体分为医院外部评价、上级评价、同级评价、自我评价和服务对象评价；评价的客体为护理结构、过程和结果。根据评价时间分定期评价和不定期评价，前者按月、季度、半年或一年进行，后者根据需要进行；根据内容分为综合性评价和目标性专题评价。

（一）护理质量评价方法

1. 以要素质量为导向的评价　是以构成护理服务要素质量基本内容的各个方面为导向所进行的评价。基本内容包括与护理活动相关的组织结构、环境、物质设施、资源和仪器设备及护理人员的素质等。

2. 以流程优化为导向的评价　护理流程优化是对现有护理工作流程的梳理、完善和改进的一项策略，不仅仅要求护理人员做正确的事，还包括如何正确地做这些事。以流程优化为导向的评价就是以护理流程的设计、实施和改进为导向对护理质量进行评价。护理流程优化内容涉及管理优化、服务优化、成本优化、技术优化、质量优化、效率优化等优化指标。以流程优化为导向的评价是针对某一个或多个优化指标进行的。

以护理流程优化为导向的评价方法主要为现场检查、考核和资料分析，包括定性的评价内容和各种用于定量分析的相关经济指标、护理管理过程评价指标。

3. 以患者满意为导向的评价　患者作为护理服务的受体，对护理质量的评价是对护理工作最直接并较为客观的评价。以患者满意为导向的护理质量评价是将监测评比重点放在患者的满意度方面，将监督、评价护理质量的权利直接交给患者，既维护了患者的权益，又最大限度地实现了护理工作以满足患者需求为目的的服务宗旨。根据患者对护理服务的评价，给予分析、评估护理服务的效果，从而达到护理服务质量持续改进的目的。

评价内容：护理人员医德医风、工作态度、服务态度、技术水平、护患沟通、满足患者生活需要、健康教育（即入院宣教、检查和手术前后宣教、疾病知识、药物知识宣教、出院指导）、病区环境管理、护士长管理水平等。

以患者满意为导向的评价方法：①与患者直接沟通。②问卷调查。③患者投诉。此外，还可以通过新闻媒体报道、权威机构的调查结果、行业协会的调查结果等获取患者满意度信息。

（二）护理质量评价结果分析

护理质量评价结果的直接表现形式主要是各种数据，但用这些数据并不能直接对护理质量进行判断，必须进行统计分析。护理质量评价结果分析方法较多，可根据收集数据的特性采用不同的方法进行分析。常用的方法有定性分析法和定量分析法两种。

1. 定性分析法　包括调查表法、分层法、水平对比法、流程图法、头脑风暴法、因果分析图法、树图法和对策图法等。

调查表为用于系统收集、整理分析数据的统计表，通常有检查表、数据表和统计分析表等，如住院患者对护士工作满意度调查表属于检查表。表 6-3 是某医院对 2010~2011 年住院患者 145 起投诉原因的统计分析表。

表 6-3　某医院 2010~2011 年住院患者投诉原因

投诉原因	频数	百分比	累计百分比
服务态度差	66	45.5	45.5
病室环境不安静	53	36.5	82.0
护士穿刺技术差	11	7.6	89.6

续表

投诉原因	频数	百分比	累计百分比
收费不合理	5	3.4	93.0
治疗不及时	3	2.1	95.1
液体渗漏	3	2.1	97.2
其他	4	2.8	100.0
合计	145	100.0	

2. 定量分析法　包括排列图法、直方图法和控制图法等。

（1）排列图法：又称主次因素分析法、帕累托图（Pareto chart）法，它是找出影响产品质量主要因素的一种简单而有效的图表方法。排列图是根据"关键的少数和次要的多数"的原理而制作的，也就是将影响产品质量的众多因素按其对质量影响程度的大小，用直方图形顺序排列，从而找出主要因素。

其结构是由两个纵坐标和一个横坐标、若干个直方形和一条曲线构成的。左侧纵坐标表示不合格项目出现的频数，右侧纵坐标表示不合格项目出现的百分比，横坐标表示影响质量的各种因素，按影响大小顺序排列，直方形高度表示相应因素的影响程度，曲线表示累计频率，也称帕累托曲线。

排列图的作用：①确定影响质量的主要因素。通常按累计百分比将影响因素分为三类：累计百分比在80%以内为A类因素，即主要因素；累计百分比在80%～90%为B类因素，即次要因素；累计百分比在90%～100%为C类因素，即一般因素。由于A类因素已包含80%存在的问题，此问题解决了，大部分质量问题就得到了解决。②确定采取措施的顺序。③动态排列图可评价采取措施的效果。

根据表6-3中的数据制作的排列图如图6-6所示。

从图6-6可以看出，145起住院患者投诉原因主要是服务态度差、病室环境不安静，此两项累计的百分比达82.0%，属于A类因素，故一旦这些问题得到纠正，大部分质量问题即可消除。

（2）直方图法：用来整理数据，将质量管理中收集的一大类数据按一定要求进行处理，逐一构成一个直方图，然后对其排列，从中找出质量变化规律。直方图法是预测质量好坏的一种常用的质量统计方法。

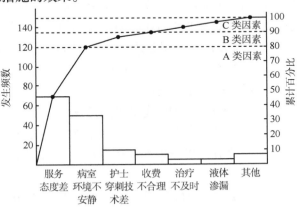

图6-6　某医院2010～2011年住院患者投诉原因

（3）控制图法：控制图又称管理图，是一种带有控制界限的图表，是用于区分质量波动是由偶然因素还是系统因素引起的统计工具。

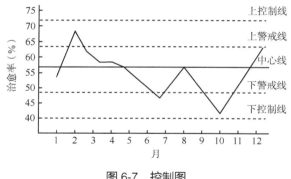

图 6-7　控制图

控制图的结构：纵坐标表示目标值，横坐标表示时间，画出 3~5 条线，即中心线，上、下控制线及上、下警戒线。当质量数据呈正态分布时，统计量中心线以均值表示，上、下控制线以 $\bar{x} \pm 2s$ 表示，上、下警戒线以 $\bar{x} \pm s$ 表示（图 6-7）。

应用控制图法应注意：用于分析治愈率、合格率时，指标在 $\bar{x} \pm s$ 以上说明计划完成良好，但在分析床位使用率时，若指标超过上控制线，说明工作负荷过重，应查找原因予以控制。当用于分析护理缺陷发生率时，指标在（$\bar{x} \pm s$）以下表明控制良好，一旦靠近警戒线，则应引起高度重视。

三、护理质量持续改进

（一）相关概念

1. 质量改进（quality improvement）　我国国家标准 GB/T 6583—1994 对质量改进定义如下：为向本组织及其顾客提供更多的实惠，在整个组织内所采取的旨在提高活动和过程的效益及效率的各种措施。

2. 护理质量改进（nursing quality improvement）　2007 年美国 Hastings 中心将护理质量改进定义为临床护理和护理管理者进行改革的机遇与责任，是护理专业职能的重要组成部分。

3. 持续质量改进（continuous quality improvement）　起源于 20 世纪 50 年代的日本，最初应用于工业质量的改进。持续质量改进是指为了增强组织满足服务对象需求的能力所开展的质量改进的循环活动，是长期的、不间断的改进过程和活动。它不仅强调提高体系、过程及产品或服务的有效性，同时还着眼于提高体系、过程及产品或服务的效率，涉及以下几个主要方面：①产品质量改进；②过程质量改进；③体系质量改进；④增强顾客满意度；⑤提高质量经济效益。

（二）护理质量持续改进的方法

护理质量持续改进最常用、最典型的方法就是 PDCA 循环管理法。此外，还有失效模式与效应分析及根本原因分析法。PDCA 循环管理法和根本原因分析法详见本章第 2 节。

失效模式与效应分析（failure mode and effect analysis，FMEA）是由美国医疗机构联合评审委员会首先提出，使用失效模式和效应分析对每家评审合格的医院每年至少进行 1 次前瞻性风险项目评估。此后，美国退伍军人事务部在 FMEA 基础上加以改进。它通过系统性、前瞻性地检查某个流程可能发生故障的途径，重新设计该流程，以消除故障发生的可能性，使故障的不良结果降到最小。FMEA 工具的引入和应用，能前瞻性地发现流程中潜在的缺陷和漏洞，使护理管理者能"因病施治"，将危机管理从危机应对提前到危机预防环节，达到杜绝或减少差错事故和不良事件发生的目的，对于提高护理工作质量和效率具有重要意义。

护理质量改进是一个不间断的过程，没有终点。护理管理者应建立前瞻性的护理质量管理模式，将质控的重点前移，同时对不良事件进行原因分析和调查总结，采取"事前"防范和"事后"纠正相结合的方法，循序渐进、防微杜渐，不断推进护理质量稳步持续上升。

（三）护理质量持续改进的途径

质量持续改进是在全面质量管理基础上发展起来的，是一种更注重过程管理、环节质量控制的新的质量管理理念，包括过程改进、持续性改进及预防性改进。主要是通过检查护理服务过程是否按照规章、制度、职级职责和操作规范进行，护理服务的效果是否达到质量目标的要求、满足患者的需求，从中找出差距和存在的问题，分析原因，制订改进的途径。具体来说，其途径如下：①了解服务质量的现状；②确立改进应该达到的目的；③寻求改进的办法并有效实施；④对改进的效果进行评价。护理持续质量改进要求包括管理者、医生、护理人员、患者及家属乃至整个社会成员共同参与质量控制活动。

护理质量持续改进包括寻找机会和对象，确定护理质量改进项目和方法，制定改进目标，制订质量改进计划和措施，实施改进活动，检查改进效果和总结提高。护理质量改进机会，一是出现质量问题即不合格项目后的改进，主要是针对护理服务过程检查、体系审核、收集顾客投诉中呈现出来的问题，组织力量分析原因，予以改进；二是没有发现质量问题时的改进，主要是指主动寻求改进机会，主动识别顾客有哪些新的期望和要求，在同国内外同行比较中寻求改进方向和目标，并予以落实。

四、护理质量缺陷概述

护理质量缺陷是引发医疗纠纷的重要原因，也是削弱各科室甚至医院核心竞争力的因素之一。著名质量专家 Philip B. Crosby 提出"质量基础的标准是零缺陷，要求每个人第一次把事情做对，提高质量的良方是事先预防，而不是事后检验"。

（一）相关概念

1. **护理质量缺陷**　一切不符合质量标准的现象都属于质量缺陷，在护理工作中，由各种原因导致令人不满意的现象与结果发生或给患者造成损害者统称为护理质量缺陷，包括患者对护理工作的不满意、护理纠纷、护理差错、护理事故及各项不符合护理工作质量标准要求的事件等。护理质量缺陷的控制关键在于预防。

2. **患者不满意**　是指患者感知服务结果小于期盼的恰当服务而超出容忍区所形成的一种心理状态。当患者对医疗质量、服务质量产生不满意的感觉时，一种反应是不抱怨，继续接受服务，但容忍区域变窄，期望值提高，或直接退出服务；另一种反应是抱怨，有私下和公开之分，如问题得到迅速而有效解决，就会维持和提高患者原有的满意度，否则就会发生纠纷。

3. **护理纠纷**　是指患者和家属对护理服务的过程、内容、结果、收费和服务不满而发生争执，或对同一护理事件的原因、后果、处理方式或轻重程度产生分歧。

4. **护理差错**　是指在护理工作中因责任心不强、粗心大意、不按规章制度办事或技

考点
护理质量
缺陷的概
念和内容

考点
医院护理
质量缺陷
及管理

术水平低而发生差错，直接或间接对患者产生影响，但未造成患者死亡、残疾、组织器官损伤等严重不良后果的事件。护理差错是临床常见的护理质量缺陷。

5. 护理事故 是指在诊疗护理工作中，因护理人员违反医疗卫生管理法律、行政法规、部门规章和诊疗护理规范，直接造成患者死亡、残疾、组织器官损伤，导致功能障碍的严重质量缺陷。根据《医疗事故处理条例》，护理事故分为四级：一级事故，造成患者死亡、重度残疾的；二级事故，造成患者中度残疾、器官组织损伤导致严重功能障碍的；三级事故，造成患者轻度残疾、器官组织损伤导致一般功能障碍的；四级事故，造成患者明显人身损害的其他后果的。

（二）护理质量缺陷的常见原因

1. 环境因素 医院的环境与患者的生理、心理的舒适及整个就医过程的安全有着密切的关系。

2. 护理人员因素 部分护理人员缺乏法律知识；护士安全意识不够，不能有效地自觉维护护理安全；护士缺乏责任心，工作粗心大意，容易忽视操作中的细节问题，导致护理工作不到位、不及时，影响了护理效果；护士缺乏"慎独"精神、职业道德，对违反护理技术操作规程抱有侥幸心理；护士的专业知识薄弱，临床经验不丰富，操作不规范，危重患者病情变化时未能及时发现或对病情发展缺乏预见性。

3. 患者因素 部分患者因受教育水平限制，素质不高，对护士不尊重；患者及家属对医院期望值过高、对患者病情的恶化不理解及所承受的经济压力，容易引发护患冲突，导致护患纠纷；随着信息咨询网络的发展，患者的维权意识不断增强。

4. 护理管理者因素 护理管理者是护理质量控制的实施者，如果在日常管理工作中疏于管理、管理重心偏移、质量标准落实不到位、人员配备不合格、缺乏人性化管理的激励机制等，均会导致护理缺陷的发生。

（三）护理质量缺陷的处理

1. 患者投诉的处理 当患者因不满而投诉时，第一，要耐心接待，认真受理并记录；第二，采取纠正措施，如解释说明、向患者道歉等；第三，对投诉问题进行调查，了解原因，评估问题严重性，分清责任，做出适当补偿；第四，采取长效纠正措施，防止问题再次发生；第五，跟踪调查。

2. 护理纠纷的处理 坚持公正、公平的原则；实事求是，有错必改；处理要有一定的时限性；妥善处理，取得信任。

3. 护理差错的处理 发生护理差错后，当事人应立即与医生一起对患者及家属进行妥善安抚，并履行上报制度。护理单元应在一定时间内组织护理人员进行原因的讨论、分析、提出处理和改进措施。护理部应根据科室上报材料，核实调查，帮助临床找出改进的方法和措施，并跟踪实施效果。科室和护理部进行差错登记，定期对一定阶段的差错统计分析。

4. 护理事故的处理 认真履行护理事故上报流程，妥善保存事故相关的各种记录、检验报告及造成事故的可疑药品、器械等，不得擅自涂改销毁，需要时封存病历，立即进行调查核实和处理，并上报上级卫生管理部门。

第5节 护理不良事件管理

案例 6-4

某医院普通外科21床患者李某呼叫值班护士为其更换腹腔冲洗液,值班护士随即予以处置。20：50护士魏某巡视病房,发现21床患者李某表情痛苦,呈强迫体位,护士查体发现腹腔冲洗管路连接的是250ml脂肪乳液,遂立即停止脂肪乳液,更换生理盐水冲洗,并报告值班医生和护士长做进一步的处理。事后调查发现有80ml脂肪乳液被输入患者腹腔致腹膜炎。此外,调查中发现该患者的腹腔引流管、股静脉置管管道标识已模糊不清;病房加床多,输液架少,故将静脉用液体和腹腔冲洗液挂于同一输液架上。经科室积极救治,10天后患者痊愈出院。

问题: 1. 此事件是否属于护理不良事件?

2. 护理不良事件如何分级,此事件属于哪级?

一、不良事件的概念

随着医学的发展和医学相关法律的逐步健全,患者安全管理已经成为世界性的重要议题,是医院质量控制的核心及衡量医院管理水平的标志之一。护理不良事件管理是护理管理的重要组成部分,是护理安全防范措施的重要环节,是护理质量提升的重要举措。

(一)医疗不良事件的概念

医疗不良事件是指非有意的伤害或并发症导致患者出院时的失能(disability)、死亡或住院时间延长,它是由医疗卫生处置而非患者的疾病过程所导致的。失能被定义为持续一段时间的功能障碍、永久性伤残或发生死亡的情况。医疗不良事件可分为不可预防的不良事件和可预防的不良事件两类。

(二)护理不良事件的概念

护理不良事件目前没有统一的定义。患者在住院期间发生的跌倒、用药错误、走失、误吸、窒息、烫伤及其他护理意外事件,均属于护理不良事件。

二、不良事件的分级

中国医院协会团体标准关于医疗安全不良事件管理标准中,将不良事件按其发生后对患者造成损害的严重程度分为四个级别。

1. **一类事件**(警告事件) 是指患者非预期的死亡,或是非疾病自然进展过程中造成永久性功能丧失。

2. **二类事件**(不良后果事件) 指在疾病医疗过程中因诊疗活动而非疾病本身造成的患者机体与功能损害。

3. **三类事件**(未造成后果事件) 指虽然发生了错误事实,但未给患者机体与功能造成任何损害,或有轻微后果而不需任何处理可完全康复。

4. **四类事件**(隐患事件) 指由于及时发现错误,未形成事实。

三、护理不良事件管理概述

安全是患者的基本需要之一,是优质护理服务的基本要求,更是医院质量监控和管理的核心目标。世界卫生组织在一份新闻公报中指出,患者安全问题在世界各国不同程度的存在,在发展中国家尤其严重。目前我国医疗风险、患者不安全因素在不断增加,引起了社会的广泛关注。调查显示,在医疗不良事件中,护理不良事件占40%,护理工作与患者的安全息息相关。也有研究表明,35%～50%的不良事件是可以预防的。不良事件的管理是减少不良事件的关键。

(一)护理不良事件发生的相关原因

1. 系统原因

(1)护理管理制度不完善,工作流程不科学:如有些护理单元缺乏各项风险(压疮、跌倒、坠床、液体外渗、非计划性拔管、走失、自杀)的管理制度和防范措施,护士对风险因素缺乏认识和预见性,风险管理无章可循;有些护理单元的风险因素防范措施缺乏科学性和规范性,存在经验式管理;有些护理单元,护士对于风险防范措施执行意识不足,执行力差,护理管理者监督不够也导致不良事件的发生。

(2)培训不到位:目前临床护理培训中,注重对护士"三基"知识的培训,忽视了风险评估能力、病情观察能力、护患沟通能力的培训,护士临床工作机械,尤其是低年资护士,病情观察能力及灵活运用能力不足,临床评判性思维缺乏,再加上临床经验尚浅,容易发生护理不良事件。

(3)人力资源配置不合理:目前大多数医院存在护理人员的绝对或相对不足,这是导致护理安全问题的重要因素。当护理人员短缺、工作任务重、超负荷工作时,护理人员身心疲惫,容易出现注意力不集中、责任心不强、服务不到位等现象,这是发生护理不良事件、构成医院不安全因素的重要原因。

2. 护士原因

(1)岗位胜任力不足:有研究表明,护理不良事件有80%左右发生在低年资护士。低年资护士由于岗位胜任力不足,专科理论知识掌握不全面,操作技能运用不熟练,病情观察能力及评判性思维欠缺,在单独值班时不能很好地应对突发事件,临床护理实践中缺乏对患者病情的整体把握与应急处理能力,为护理不良事件的高发人群。

(2)风险评估能力不足:在临床护理工作中,护士对患者病情全面观察能力欠缺,风险评估重视不够,往往过多关注完成每项具体的治疗操作或繁重的文书记录,而反馈控制能力不足,造成风险评估能力不足,埋下安全隐患,最终导致不良事件的发生。

(3)护患沟通不到位:护士由于护理工作任务重、沟通意识不强,导致护患有效沟通时间少,宣教内容不足,患者及家属对疾病相关知识知晓率低、依从性差,为患者的治疗护理工作的落实埋下安全隐患。

(4)缺乏责任心及执行力不足:护士临床观察不仔细,交接班不清楚,各项查对制度执行不力,未严格按照操作规程进行操作,自行简化流程是护理不良事件发生的主要原因。若每一名护士尽职尽责地落实各项制度和规程,将会在很大程度上减少不良事件的发生。

（5）法律意识淡薄：护士法律意识淡薄，自我保护意识不强，只注重解决患者的健康问题，忽视工作中潜在的法律问题。例如，对患者实施治疗和护理时，不注重履行告知义务，忽视了患者的知情同意权；不注重保护患者的隐私，侵犯患者的隐私权，从而引起护理纠纷。

3. 物质因素

（1）护理设备：是完成护理工作的重要工具，急救设备是保障患者安全的关键设施。护理单元的护理设备缺乏、性能不良或管理不善，护理人员对设备不熟悉、不会使用，都会影响治疗和抢救工作，贻误抢救时机。患者在外出转运中，如果转运监护仪、转运泵、转运呼吸机、供氧设备及转运轮椅或平车出现故障，则会出现转运的护理不良事件。

（2）护理耗材：护理耗材不足、质量差，或不能满足护理操作规程的物品要求，也是不安全的因素之一。例如，中心静脉贴膜黏性差、容易卷边和松动，护士频繁地更换贴膜会增加中心导管相关性血流感染事件；ICU 长期卧床的患者未使用保护具造成患者肢体失用性萎缩及脑出血患者、昏迷患者足下垂等。

4. 环境因素

（1）设施和布局：医院的基础设施、病区物品配备和布局不当也是潜在的不安全因素。例如，ICU 的床间距如果不符合要求，会造成患者间的交叉感染；重症病房要求洗手池应至少两床一个，提高医务人员手卫生依从性，减少因手卫生而造成的患者交叉感染。病房的卫生间要在墙壁上加扶手，在地上放防滑垫，防止患者在卫生间发生跌倒不良事件等。

（2）环境污染：常见于消毒隔离不严格导致的院内交叉感染，如 ICU 仪器环境、仪器设备的清洁、消毒，床单位的终末处理等不到位造成患者间感染的传播。

（二）护理不良事件报告制度

我国大陆地区有关不良事件管理起步较晚，目前并未建立统一的护理不良事件上报制度和流程，而是由各个医院自行制订。多数医院倡导"不良事件主动上报"，提倡自愿、非惩罚性的医疗安全文化氛围，鼓励医院将安全信息与实际情况相结合，从医院管理体系、运行机制、规章制度上进行有针对性的持续改进。

（三）护理不良事件管理策略

1. 认真贯彻执行有关的法律、法规和规章制度 护士在实际工作中强化法律意识，严格执行相关的法律、法规和规章制度，规范护理行为，维护医患双方合法权益，保障和谐的护患关系，保持社会稳定。

2. 健全医院各项护理工作制度，制定护理质量标准 护理规章制度是护理安全的基本保证，是处理各项护理工作的标准和依据，也是护理安全管理的重要内容。在临床工作中，应制定一系列的护理规章制度和护理质量标准，包括不良事件报告管理制度、护理技术操作质量标准、临床护理质量标准、护理病历书写质量标准、护理管理质量标准等。通过科学管理保障医院正常的护理执业活动，不断提高护理质量，确保护理安全。

3. 加强新护士培训，提高护士综合能力 加强对新护士、低年资护士的培训，包括基础知识、基本技能、法律法规、院感防控、风险的识别和处理能力、病情观察能力、沟通能力等。

4. 改善住院环境，完善安全设施建设　改善住院环境，为患者提供一个安全舒适的休养环境，促进患者早日康复。例如，走廊应安置扶手，防止患者跌倒；厕所应安有呼叫装置，防止老年人如厕时发生危险而不能被及时发现等。各种仪器设备实施专人管理，建立日常维护制度，符合国家质量检测，定期进行安全及质量监控检查。

5. 合理配置护理人力资源　管理者应合理配置护理人力资源，根据不同的时间段、护理工作量，动态安排人力资源，医疗高峰时实行弹性排班。

6. 医务人员应履行告知义务，注意保护患者的隐私　在护理诊疗活动过程中，护理人员应在不影响治疗的前提下，将病情、诊疗护理措施及有可能存在的风险如实地告知患者和家属，使其及时了解有关诊断、治疗、护理、预后等方面的信息。同时也要让其知道应遵守医院诊疗秩序和规章制度，尊重医护人员的诊治权。在特殊检查、治疗和手术前让患者履行签字手续。医务人员应尊重患者的意愿，在诊疗护理活动过程中，还应注意保护患者的隐私。

7. 充分发挥不良事件报告系统的作用　建立非惩罚性不良事件报告制度，构建良好的安全文化氛围是保证患者安全的有效基础。在不受任何处罚的条件下，护士自愿报告自己在临床工作中的各种失误，通过对不良事件的讨论分析，找出系统中的问题，并加以改进，让护理人员从他人的错误中吸取教训，供系统内其他工作人员获得经验，防止类似事件再发生。

自测题

一、A₁/A₂ 型题

1. 病区护理管理的核心是（　　）
   A. 护理质量管理　　　B. 患者管理
   C. 病区环境管理　　　D. 探视的管理
   E. 陪护的指导与管理

2. 在护理质量管理 PDCA 循环管理法中，C 代表（　　）
   A. 计划　　　　B. 检查　　　　C. 循环
   D. 实施　　　　E. 处理

3. 护士操作差错率在护理质量评价中属于（　　）
   A. 要素质量评价　　　B. 环节质量评价
   C. 终末质量评价　　　D. 基础质量评价
   E. 行为过程评价

4. 5S 管理的第一步是（　　）
   A. 常规范　　　B. 常组织　　　C. 常整顿
   D. 常清洁　　　E. 常自律

5. 绘制因果图的过程中，大骨和主干呈（　　），中骨和主干（　　）
   A. 30°、垂直　　　B. 90°、平行
   C. 60°、平行　　　D. 120°、垂直
   E. 60°、垂直

6. 找出影响产品质量主要因素的一种简单而有效的图表方法是（　　）
   A. 直方图　　　B. 控制图　　　C. 排列图
   D. 因果图　　　E. 统计表

7. 护理质量缺陷的控制关键在于（　　）
   A. 培训　　　B. 预防　　　C. 考核
   D. 弥补　　　E. 反馈

8. 护理不良事件的主体是（　　）
   A. 护士　　　B. 患者　　　C. 家属
   D. 医生　　　E. 护工

9. 不良事件按其发生后对患者造成损害的严重程度分为（　　）个级别
   A. 一　　　B. 二　　　C. 三

D. 四   E. 五

10.（ ）是患者的基本需要之一，是优质护理服务的基本要求，更是医院质量监控和管理的核心目标

A. 安全   B. 食物   C. 氧气

D. 水   E. 陪护

二、A₃/A₄型题（11～15题共用题干）

护理质量控制以预防为主。护理部质控组运用 PDCA 循环管理法，定期到临床查找存在问题，在检查中注重要素质量、环节质量和终末质量及发现产生质量问题的原因，针对主要原因定出具体实施计划，贯彻和实施预定的计划和措施，反馈预定目标执行情况，并总结经验教训，将存在问题转入下一个管理循环中。

11. 护理质量控制的作用是（ ）

A. 监督指导   B. 循环管理

C. 持续改进   D. 目标管理

E. 检查落实

12. 护理质量控制的依据是（ ）

A. 统计数据   B. 质量标准

C. 个人观察   D. 问卷调查

E. 书面报告

13. 护理质量控制以预防为主，鼓励上报分析的是（ ）

A. 差错事故   B. 护理纠纷

C. 护理事故   D. 不良事件

E. 护理缺陷

14. 从患者处得到的护理效果评价是（ ）

A. 环境质量   B. 观察病情

C. 患者管理   D. 心理护理

E. 出院满意度

15. 环节质量控制的项目是（ ）

A. 护理文件书写   B. 住院满意度

C. 药品质量   D. 规章制度

E. 护士职称

（耿荣梅 王巧红）

第7章

护理人力资源管理

第1节 概　述

案例 7-1

　　某县级医院原来经营状况不佳，尤其护理工作更是一盘散沙，因为医院效益不好，留不住优秀人才。医院领导因此开始改革，首先从护理队伍开始，科学地招聘人员，并对不同层次的护理人员进行有计划的培训、教育，同时进行绩效工资改革，以激励先进、鞭策落后。这些措施使护理队伍得以稳定，调动了员工的积极性，护理质量和水平逐步提高，医院经济效益和社会效益也得到了提高。

问题： 1. 什么是护理人力资源管理？

　　　　2. 这个案例中都采取了什么措施来解决医院存在的人力资源管理问题？

一、人力资源管理的概念

　　护理人力资源管理是人力资源的微观管理，是卫生服务组织利用护理学和相关学科的知识，对组织中的护理人员进行规划、培训、开发和利用的过程，从而达到实现组织目标、提高服务水平的目的。

　　1. **资源**　是指组织或社会用来进行价值增值的财富，包括自然资源和人力资源。

　　2. **人力资源**　又称劳动力资源，指在劳动生产过程中，可以直接投入的体力、智力、心力总和形成的基础素质，是一种依附于个体的经济资源，用以反映人所拥有的劳动能力，包括知识、技能、经验、品性与态度等身心素质。

　　3. **护理人力资源**　指经职业注册取得护士职业证书，依照《护士条例》的规定从事护理活动的护士，以及未取得护士执业证书、经过岗位培训考核合格、协助注册护士承担患者生活护理等职责的护士和护理员。

　　4. **护理人力资源管理**　是管理部门以实现"以患者为中心"的护理服务目标为核心，从经济学角度来指导和实施护理人力与护理岗位匹配的管理活动过程。

二、人力资源管理的意义

　　（1）通过合理的管理实现人力资源的精干和高效，取得最大的使用价值。换句话说，就是使人的使用价值达到最大，人的有效技能得到最大发挥。

　　（2）通过采取一定措施，充分调动广大员工的积极性和创造性，也就是最大程度地发挥人的主观能动性。调查发现：按时计酬的员工每天只需发挥自己 20%～30%的能力，就足以保住个人的饭碗。但若充分调动其积极性、创造性，其潜力可发挥出80%～90%。

　　（3）培养全面发展的人。人类社会的发展，包括经济、政治、军事、文化等的发展，最终目的都要落实到人，一切为了人本身的发展。目前，教育和培训在人力资源开发和管理中的地位越来越高，马克思指出，教育不仅是提高社会生产的一种方法，而且是造就全面发展的人的唯一方法。

三、人力资源管理的内容

1. 职务分析与设计　对企业各个工作职位的性质、结构、责任、流程，以及胜任该职位工作人员的素质、知识、技能等，在调查分析所获取相关信息的基础上，编写出职务说明书和岗位规范等人事管理文件。

2. 人力资源规划　把企业人力资源战略转化为中长期目标、计划和政策措施，包括人力资源现状分析、未来人员供需预测与平衡，确保企业在需要时能获得所需要的人力资源。

3. 员工招聘与选拔　根据人力资源规划和工作分析的要求，为企业招聘、选拔所需要的人力资源并录用安排到一定岗位上。

4. 绩效考评　对员工在一定时间内对企业的贡献和工作中取得的绩效进行考核和评价，及时做出反馈，以便提高和改善员工的工作绩效，并为员工培训、晋升、计酬等人事决策提供依据。

5. 薪酬管理　包括对基本薪酬、绩效薪酬、奖金、津贴及福利等薪酬结构的设计与管理，以激励员工更加努力地为企业工作。

6. 员工激励　采用激励理论和方法，对员工的各种需要予以不同程度的满足或限制，引起员工心理状况的变化，以激发员工向企业所期望的目标而努力。

7. 培训与开发　通过培训提高员工个人、群体和整个企业的知识、能力和工作绩效等，进一步开发员工的智力潜能，以增强人力资源的贡献率。

8. 职业生涯规划　鼓励和关心员工的个人发展，帮助员工制订个人发展规划，以进一步激发员工的积极性、创造性。

9. 人力资源会计　与财务部门合作，建立人力资源会计体系，开展人力资源投资成本与产出效益的核算工作，为人力资源管理与决策提供依据。

10. 劳动关系管理　协调和改善企业与员工之间的劳动关系，进行企业文化建设，营造和谐的劳动关系和良好的工作氛围，保障企业经营活动的正常开展。

四、护理人力资源管理的目标与职能

（一）护理人力资源管理的目标

（1）人与岗位的匹配。

（2）人与人的科学匹配。

（3）人的贡献与工作报酬的匹配。

（二）护理人力资源管理的特点

1. 人的主观能动性　管理人员应充分发挥护理人员的潜在能力，提高组织管理效率。护理人力资源是医院护理人员综合能力的总和，这种能力依附于医院护理人员个体的存在，资源作用的发挥通过护理人员的工作绩效反映出来。护理人力资源的主观能动性主要是指护理人力资源作用的发挥取决于护士个体的实际工作状况。这种实际工作状

况主要从护理人员个体在医疗护理服务机构中的工作态度和行为两方面来理解。

2. **人力资源的可变性**   在护理活动过程中，护理人员的工作能力不是一成不变的。多数情况下，一名护理人员实际表现出来的工作能力只是个人全部能力的一部分。管理者如何充分发挥护理人员的潜在能力是提高组织管理效率的关键。管理部门和管理者可以通过不同的方法和多种培训途径对护理人员的潜在工作能力进行开发利用，不断提高组织护理人力资源的效能。这种不断提高人力资源价值的过程体现了人力资源的可塑造性、再生性和开发性的特点。

3. **人力资源的组合性**   两名护理人员共同协作发挥的作用可以达到 1+1＞2 的效果，也可能出现 1+1＜2 的现象，这体现了人力资源的组合性。科学合理的人员组合是人力资源管理的重要内容，护理管理者在进行人员岗位安排时如果注意了护理人员之间个人能力的互补作用，使每一名护理人员的潜在能力都能够充分发挥，就可以提高组织护理人力资源的使用价值，从而降低人力成本；反之，则可能由于人员安排不当而影响个人能力的发挥或因此而产生人员的损耗，从而直接影响护理工作效率和组织人力资源的使用价值。

4. **人力资源闲置过程的消耗性**   处于闲置状态的人力资源具有消耗性。这是因为为了维持其本身的存在，人力资源必须消耗一定数量的其他资源，如什么都不做的人也有衣、食、住等基本需求，就必然会消耗一定数量的其他资源，如粮食、水、能源等。因此，有效的护理人力资源管理就应该注重护理人才的有效使用和开发，降低其消耗性，防止护理人力资源的荒废。

5. **人力资源的流动性**   护理人员的流动主要有人员跨部门、跨单位、跨地区、跨国度的流动；中国进入世界贸易组织后，人力资源的国际市场化步伐加快，资源共享和成果转让，使护理人力资源及由人力派生的成果资源在空间上的流动也越来越频繁。

6. **人力资源的可塑性**   在特定的时间和职业范围内，通过工作经验的积累和不同形式的培训及教育，护理人员的职业素质和综合素质都会有不同程度的变化，如认识提高了，技能加强了，由此强化了胜任岗位的能力，这种护理人员工作能力从量变到质变的过程体现了人力资源的可塑性。

（三）护理人力资源管理的职能

1. **护理人力资源规划**   是医院人力资源管理部门和护理职能部门根据组织护理业务范围评估和确认护理人力资源需求并做出策划的过程。人力资源规划概念的要素包括确认、分析、预测和规划护理工作领域内护理人员在数量和质量上的需求，使护理人员适应医院的护理服务活动。护理人力资源规划将帮助医院明确护理部门哪些岗位需要护理人员，以及这些岗位需要的护理人员需要具备哪些资格。

2. **护理人员招聘**   是组织及时吸引足够数量具备应聘条件的个人并与具体工作岗位匹配的过程。招聘活动的关键点：寻求足够数量具备岗位任职资格的相关岗位的申请人，以使组织在护理人员的选择上具有更大自主性，保证组织护理人员的质量。护理人员招聘过程主要包括职务分析、寻找候选人、招聘测试、录用测试等几个步骤。

3. **护理人员培训**   是通过对医院护理人员的工作指导、教育和业务技能训练，使护理人员在职业态度、知识水平、业务技能和工作能力等方面得到不断提高和发展的过程。

护理人员的培训对帮助护理人员在工作岗位上保持理想的职业水平、高效率完成组织和部门工作任务、促进个人职业的全面发展和自我实现具有积极的现实意义。

4. 护理人员绩效评价　护理绩效评价的目的是为护理人员提供发扬成绩、改正工作中存在不足的机会，帮助护理人员把今后的工作做得更好、更加富有成效。护理人员的绩效评价结果还是护理管理人员、部门和组织做出对护理人员关于奖惩、培训、调整、升迁、离退、解雇等人事决策的依据。

5. 护理人员开发及发展　为组织保留优秀护理人员是护理人力资源管理必不可少的环节之一。主要措施包括分析护理人力资源现状，有效利用护理人力资源；充分发挥护理人员的主观能动性，为护理人员提供个人发展空间；营造良好的工作氛围；按照护理人员的个人贡献确定工资和奖金的分配，做到奖惩分明；按照个人需求采取不同激励措施，调动护理人员的工作主动性和积极性，减少护理人员的流失。

6. 护理人员的薪酬管理及劳动保护　医院护理人力资源管理还包括在组织内建立合理的护理人员薪酬体系（图 7-1）。管理者应根据各级护理人员的岗位、资历、工作能力、工作表现和绩效等方面因素制定科学合理、具有吸引力的薪酬标准和制度并有效实施。此外，采取有效措施为护理人员提供健康、安全的工作环境，按照国家劳动政策提供相应的医疗保险、养老保险、劳动保护和福利也是人力资源管理的内容。

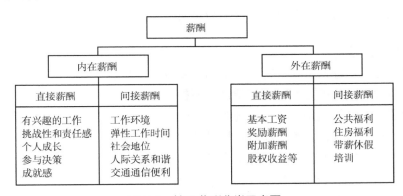

图 7-1　护理薪酬分类示意图

第 2 节　护理岗位管理

一、医院护理工作模式

（一）个案护理

个案护理是一名护理人员负责一名患者全部护理内容的护理工作模式，又称为"特别护理"或"专人护理"。这种护理工作模式主要适用于病情严重复杂、病情变化快、护理服务需求量大、需要 24 小时监护和照顾的患者，如入住 ICU、冠心病监护病房（coronary care unit，CCU）护理单元的患者及多器官功能障碍、器官移植、大手术或危重抢救患者等。

（二）功能制护理

功能制护理是以各项护理活动为中心的护理工作方法。主要模式是护理管理人员将护理活动按照功能分类，再根据本部门护理人员的个人能力及任职资格进行分工，每名护理人员从事相对固定的护理活动。小组护理是将护理人员和患者分成若干小组，一名或一组护士负责一组患者的护理方式。小组成员由不同级别的护理人员组成，小组组长负责制订护理计划和措施，指导小组成员共同参与和完成护理任务。

（三）责任制护理

责任制护理是一种以患者为中心的整体化的工作模式，要求护士在为患者提供主动、全面、系统的护理服务中形成关心患者、一切围绕患者的工作模式。

责任制护理的优点如下。

（1）患者能够获得整体的、相对连续的护理，安全感增加。

（2）护士的责任感、求知感和成就感增加，工作兴趣和满意度增加。

链　接　临床路径

临床路径（clinical pathway）是指针对某一疾病建立一套标准化治疗模式与治疗程序，是一个有关临床治疗的综合模式，以循证医学证据和指南为指导来促进治疗组织和疾病管理的方法，最终起到规范医疗行为、减少变异、降低成本、提高质量的作用。相对于指南来说，其内容更简洁、易读，适用于多学科、多部门具体操作，是针对特定疾病的诊疗流程，注重治疗过程中各专科间的协同性，注重治疗结果和时间性。

（四）整体护理

整体护理是指护理人员在进行护理活动时要以人的功能为整体，提供包括生理、心理、社会、精神、文化等方面的全面帮助和照护。一些国家和地区又称全人护理或以人为中心的护理。整体护理是一种护理理念，同时又是一种工作方法，其宗旨是以服务对象为中心，根据其自身特点和个体需要提供针对性护理，解决存在的健康问题，达到恢复健康、促进健康的目的。整体护理工作模式的核心是用护理程序的方法解决患者的健康问题。我国于 20 世纪 80 年代末开始探索在医院开展整体护理，经过几十年的努力，已初步建立整体护理工作模式，这对促进临床护理工作模式改革、提高和保证护理服务质量起到积极的作用。整体护理是责任制护理的进一步完善。

整体护理是以患者和人的健康为中心，以现代护理观为指导，以护理程序为核心，为患者提供心理、生理、社会、文化等全方位的最佳护理，并将护理临床业务和护理管理环节系统化的工作模式。

二、护理岗位分类

（一）护理人员岗位设置

1. **护理人力配置**　是以组织护理服务目标为宗旨，根据护理岗位数量填补适当护理人员，保证护理人员、护理岗位、护理服务目标合理匹配的过程。

2. **设置依据**　护理人力资源配置的主要依据是我国卫生行政主管部门的相关政策和规定。

（二）各级护理岗位要求

1. 专科护士任职资格和岗位职责

（1）任职资格

1）具备完成本岗位职责的能力。

2）具备护师以上专业技术职称、护理专业大专以上学历，在相应专科从事护理技术工作 5 年以上的注册护士。

3）接受省级卫生行政主管部门组织或委托的专科护士培训，考核合格，并具有省级卫生行政主管部门认可的专科护士资格证书。

4）精通本学科基本理论、专科理论和专业技能，掌握相关学科知识，掌握专科危重患者的救治原则与抢救技能，在突发事件及急重症患者救治中发挥重要作用。

5）有丰富的临床护理工作经验，能循证解决本专科复杂疑难护理问题，有指导专业护士有效开展基础护理、专科护理的能力。

6）有组织指导临床、教学、科研的能力，是本专科学术带头人。

7）熟练运用一门外语获取学科信息和进行学术交流。

8）及时跟踪并掌握国内外本专科新理论、新技术，每年接受相应专业领域的继续教育。

（2）岗位职责

1）有权行使高级责任护士的职责。

2）参加护理部领导的专科护理管理委员会，主管相应专科护理工作小组的工作，并履行相应的职责。

3）主持并组织、指导本院本专科领域的全面业务技术工作，组织制定本专科护理工作指引，制定并审核所在专科各项护理工作标准、护理质量评价标准等。

4）参加医疗查房，参与危重症病例、疑难病例讨论，分析患者的护理问题，针对护理问题制订护理计划；组织院内护理会诊，实施循证护理，解决护理疑难问题，指导临床护士工作，确保本专科护理质量。

5）掌握本护理学科发展的前沿动态，积极组织本专科的学术活动，根据本专科发展的需要，确定本专科工作和研究方向；有计划、有目的、高质量地推广和应用专科护理新成果、新技术、新理论和新方法。

6）培养专业护士，协助制订医院专业护士人才培养计划。主持或协助完成护理研究生的临床带教工作。

7）开设专科护理门诊，提供健康教育和咨询。

（3）享受待遇

1）享受专科护士岗位津贴。

2）享受医院高级技术人才待遇。

3）推荐参加本专科专业委员会学术组织和学术会议。

2. 高级责任护士任职资格和岗位职责

（1）任职资格

1）具备完成本岗位职责的能力。

2）主管护师以上专业技术职称，大专以上学历的注册护士。

3）接受市级以上卫生行政主管部门组织制定的、在相关专业领域中高级责任护士必须完成的护理继续教育。

4）熟练掌握基础护理、专科护理及常用急救技术，能独立准确评估、判断和处理本专业护理问题；能根据患者情况制订护理计划并组织实施。

（2）岗位职责

1）有权行使初级责任护士的职能。

2）参加护理部领导的专科护理管理委员会，参与相应专科护理工作小组的工作，并履行相应的职责。

3）在护士长、护理组长的领导及专科护士的指导下，负责分管患者的各项护理工作，保证分管患者护理质量。

4）运用护理程序开展工作。带领初级责任护士对分管患者进行评估。制订分管患者护理计划，组织实施，并评估实施效果；组织急危重患者抢救。

5）及时记录、检查、修审下级护士的护理记录；协助护士长和护理组长做好科室持续质量控制，修改完善护理工作流程。

6）组织或主持护理业务查房、护理教学查房、重危患者护理会诊和护理个案讨论。

7）承担实习或进修护士的临床教学任务。

8）完成本职称范围继续教育，完成院内在职培训，参与护理科研。

9）承担二线值班和一线值夜班。

3. 初级责任护士任职资格和岗位职责

（1）任职资格

1）具备完成本岗位职责的能力。

2）本科、大专、中专毕业后取得注册护士资格的护士。

3）掌握护理基础理论、各种护理操作规程及常用急救技术，能解决本专科常见的护理问题。

4）从事特殊护理岗位（ICU、急诊、血液净化、手术室、产科等）者应具备相应的准入资格。

5）从事夜班工作者应具备夜班护士的准入资格。

（2）岗位职责

1）在护士长、护理组长领导及专科护士、高级责任护士指导下实施所分管患者的各项护理工作。

2）按照护理工作流程、护理工作标准和技术规范、常规等熟练完成各项基础护理和部分专科护理工作。

3）按要求完成病情观察及护理记录。

4）参与急危重患者抢救配合，熟练地保养、使用各种急救器材及药品。

5）参与常规性护理查房、护理教学查房，参与重危患者护理会诊和护理个案讨论。

6）参与临床教学工作；协助高级责任护士指导实习护士或进修护士完成临床教学任务；参与并指导助理护士完成相应的护理工作。

7）参与病区管理，确保病区环境整洁、舒适、安静；为患者制订安全防护措施（如防坠床、防跌倒、约束等）。

8）每年临床一线值夜班 80 次以上。

9）按时完成护士规范化培训计划，完成本职称范围的继续教育，完成院内在职培训。

4. 助理护士任职资格和岗位职责

（1）任职资格

1）护理中专或大专毕业，未经执业注册。

2）经过医院相应的岗前和岗位培训考试合格。

3）在上级护士指导下能胜任本岗位工作职责。

（2）岗位职责

1）助理护士在注册护士指导下，按分级护理要求，协助注册护士完成低技术性基础护理工作及非技术性护理工作。

2）低技术性基础护理工作内容：整理或更换床单；保持患者的清洁卫生；常规性测量和记录患者生命体征；预防压疮；物理降温（冰袋、温水、酒精擦浴）；湿热敷；绘制体温单；准备各类护理技术操作的物品；更换卧位，保护患者安全；更换氧气湿化瓶；留置胃管患者的鼻饲；留取患者的大便、尿、痰标本；尸体料理；协助患者进食、翻身、大小便、穿衣、洗漱及自我移动等，护送患者检查、治疗、转科等；负责清洁消毒患者的生活用具；及时将患者有关情况报告护士等。

3）非技术性护理工作内容：整理、清洁、维护各种护理仪器、设备和用品；整理办公用品；参与维持病区环境和秩序的管理；外出请领、取送（借还）各种物品；取药、退药，清点并补充药品（液体）；整理污染的可重复使用的医疗器械、医疗用品；分类收集医疗废物；保持病房的整洁与通风；整理、清洁、消毒各房间，终末消毒；联系工作（接听电话，联系和预约检查、会诊、复诊等）；协助办理出入院手续；派送一日清单；整理、粘贴、制作病房健康教育资料；归档病区的各类文书等。

4）助理护士不得从事创伤性或侵入性及无菌性护理技术操作，不得独立承担危重患者的生活护理工作。

三、护理人员配置

（一）护理人员编配的依据

护理人力资源配置受许多直接、间接因素的影响，主要依据：我国卫生行政主管部门的相关政策和规定；国家卫生系统人事制度改革和各地卫生部门的要求；社会对护理服务的需求；医疗卫生的业务服务范围；护理群体素质的数量和质量标准；组织支持系统和资源保障情况及其他有关因素。护理人员配置的方法包括以经济、法律、行政政策为依据进行人员配置的宏观预测；将护理任务定性定量指标分析作为护理人员数量规定制定的依据；运用操作程序简单的直接、间接护理工作量综合平衡各护理单元的微观人员配置。

（二）护理人员编配的原则

1. 满足患者需要的原则　医院配置护理人员的数量、结构等应满足患者的护理需要，同时还要结合医院情况和护理工作的科学性、社会性、持续性等特点，进行全面考虑和安排。

2. 优化组合的原则　护理人员编配时，应按照个人的能力去担负组织结构中所规定的各项任务，使不同年龄、不同学历、不同特长的护士组合，充分发挥各自的潜能，做到人尽其才、才尽其用。

3. 比例合理的原则　护理人员编配时不仅要考虑数量，而且还要考虑人员比例。例如，在护理队伍中初级、中级、高级技术职称，不同资历的老、中、青护理人员，科研与临床护理人员等，应有合理的比例。另外还应做到医师与护理人员之比为 1 : 2，病房床位与护士之比为 1 : 0.4 等基本要求。

4. 经济效能的原则　护理管理者不仅要根据工作需要配置护理人员，而且还需要考虑护理人员的人工成本和经济效益，力求最大限度地发挥人力资源的效能，降低成本消耗。

5. 动态调整的原则　护理管理者要根据医院发展的实际情况，不断进行护理人员的动态调整，包括加强在编人员的继续培养和教育，并科学筛选、调配、培养护理人员，为医院的总体发展提供护理人员编配的决策性建议，发挥管理职能的作用。

（三）影响护理人员编配的因素

1. 工作量和工作质量　工作量主要受床位数、床位使用率、床位周转率等因素影响；工作质量与护理业务范围的广度和技术难度有关，不同类型与级别的医院、不同护理方式、不同护理级别患者所要求的护理质量标准不同。

2. 人员素质　人员数量的多少与人员的素质密切相关，使用技术、品德、心理素质较高的护理人员，编设可以少而精，且有利于提高工作质量和效率。

3. 人员比例和管理水平　医院内各类人员的比例、护理系统的管理水平及与其他部门的相互协调，直接影响护理工作的效果和对护理人员的编设。

4. 工作条件　不同地区、不同自然条件的医院，以及医院的建筑、布局、配备和自动化设备等均是影响人员编设的因素。

5. 政策法规　一些政策法规，如公休日、产假、病事假、教育培训等方面的政策法规，也可影响护理人员的编设。

6. 社会因素　医院在社会中的地位、医疗保险制度和护理对象的经济状况、社会背景等，都会影响护理人员的编设。

（四）护理人员编制的计算法

1. 按实际工作量计算法　是根据医院各科室工作岗位的实际工作量，以员工的工作效率、工作班次、出勤率为依据，确定人员编制的方法。这种方法适用于住院部医疗技术人员的定编，并与床位的多少及床位的使用率有关。实际工作量是以完成护理工作任务所需耗费的工时来确定的。通过直接或间接地进行工时测定确定实际工作量，再进一步计算出编制人数和设置比例。

（1）工时测定：指对完成某项护理工作任务全过程的每一环节必须进行的程序和动作所耗费时间的测定。护理工时测定可以在本医院直接进行，也可利用国家规定的标准工时表或其他单位已测定的平均工时表（或工时单位表）间接推算劳动量。

链 接　我国现行工时制度

（1）我国实行的是每日工作不超过 8 小时、每周工作不超过 40 小时的工时制度，这是标准工作时间。

（2）综合计算工时工作制是针对因工作性质特殊，需连续作业或受季节及自然条件限制的企业部分职工，采用的以周、月、季、年等为周期的综合计算工作时间的一种工时制度。在综合计算工作时间的周期内，具体某一天、某一周的工作时间可以分别超过 8 小时和 40 小时。

（3）不定时工作制是指每一工作日没有固定的上下班时间限制的工作时间制度。经批准实行不定时工作制的职工，不受日延长工作时间标准和月延长工作时间标准的限制，但用人单位应采用弹性工作时间等适当的工作和休息方式，确保职工的休息休假权利和生产、工作任务的完成。

（4）非全日制工作制是指以小时计酬，劳动者在同一用人单位平均每日工作时间不超过 4 小时，同时为一个或一个以上用人单位提供非全日制工作的、每周累计工作时间不得超过 24 小时的用工形式。用人单位应当按时足额支付非全日制劳动者的工资，具体可以按小时、日、周或月为单位结算。

上述（2）（3）两种工作制需报劳动保障部门审批。

（2）各类患者所需护理项目及其分类问题：根据护理质量标准要求，各类患者所需护理项目可分为直接护理项目和间接护理项目两类。直接护理项目是每日面对面直接为患者提供护理服务的护理活动，如晨间护理，肌内注射，输血，输液，测量体温、脉搏、呼吸等。间接护理项目是为直接护理做准备的项目，以及沟通协调工作（包括会议、交接班、书写记录等）所需要的护理活动，如参加医师查房、抄写和处理医嘱、输液及注射前的准备工作、请领和交换物品、交班等。应对直接护理项目和间接护理项目分别测定所需直接护理时间和间接护理时间。

在对每一项护理操作或任务项目测定的基础上，还要根据分级护理（目前我国按原型分类法将患者分为一级、二级、三级护理及特级护理四类）要求的护理内容，测定各级护理中每名患者在 24 小时内所需的平均护理时数，依此计算工作量。

（3）举例：某病房患者总数为 40 人，其中一级护理 9 人；二级护理 16 人；三级护理 15 人。经测定，各级护理中每名患者在 24 小时内所需的平均护理时数分别为 5.5 小时、3 小时、1 小时。按一个病房 40 张床测算，一日间接护理项目所需时间为 20 小时。

1）病房各级患者护理时数的总和 $=5.5\times9+3\times16+1\times15+20=132.5$（小时）

2）平均护理时数 $=\dfrac{\text{各级患者护理时数的总和}}{\text{该病房患者总数}}$

即该病房平均护理时数 $=\dfrac{5.5\times9+3\times16+1\times15+20}{40}\approx3.31$（小时）

按工作量计算护理人员编制：

$$\text{应编护士数}=\dfrac{\text{病房床位数}\times\text{床位使用率}\times\text{平均护理时数}}{\text{每名护士每日工作时间}}+\text{机动数}$$

$$床位使用率=\frac{占用床位数}{开发床位数}\times100\%$$

以某医院内科病房为例，有床位 40 张，床位使用率为 90%，平均护理时数为 3.3 小时，每名护士每天工作 8 小时，机动编制数占 20%。

$$应编护士数=\frac{40\times90\%\times3.3}{8}\div（1-20\%）=18.56（人）$$

即该医院内科病房护士的编制为 19 人。

说明：①床位使用率一般按医院实际情况计算；②机动数包括公休假及婚丧、探亲、病、事、产假等因素。也应按医院实际情况计算。

2. 比例定员计算法　是指根据服务者（医疗技术人员）与被服务者（患者）的数量及比例或者不同"职系""职级"之间员工的比例确定人员编制的方法（表 7-1）。例如，根据《医疗机构专业技术人员岗位结构比例原则》，医院高级、中级、初级员工的比例：一级医院为 1：2：（8~9）；二级医院为 1：3：8；三级医院为 1：3：6。

表 7-1　医院各级人员编设标准

项目	标准		
	一级医院	二级医院	三级医院
总人员编制	1：（1~1.4）	1：1.4	1：1.6
卫生技术人员占比（%）	80	75	72~75
护理人员占卫生技术人员的比例（%）	38	50	50
医师与护理人员之比	1：1	1：2	1：2
病床与护理人员之比	1：1	不少于 1：0.4	1：0.4
护师以上职称人员占护理人员总数的比例（%）	≥10	≥20	≥30
护理员占护理人员的比例（%）	≤33	≤25	≤20

四、护理人员绩效评价

（一）护理人员绩效评价的概念

护理人员绩效评价就是对各级护理人员工作中的成绩和不足进行系统调查、分析、描述的过程。护理人员绩效评价需要获得的信息包括被评价人员在工作中取得了哪些成果；取得这些成果的组织成本投入是多少；以及取得这些成果对组织的经济效益和社会效益带来多大影响。换言之，就是考核和评价护理人员工作的效果、效率、效益。

（二）护理人员绩效评价在医院护理管理中的作用

1. 人事决策作用　业绩评价有利于护理管理者对护理人员做出客观公正的评价，为医院和部门正确识别人才和合理使用护理人员提供了客观依据。

2. 诊断作用　通过对工作业绩的评价，管理者可以发现护理人员的素质、实际工作知识和技能与岗位任职要求之间的差距，并进行原因分析，确定培训目标和内容，制订有针对性的培训计划，对提高人员培训的有效性、促进培训内容与实际工作内容紧密结合、优化护理队伍结构起到积极作用。

3. 激励作用　奖优罚劣是在护理人员管理中起重要作用的激励和约束机制，对调动人员的积极性具有促进作用。业绩评价结果可以帮助管理人员确定护士对组织的贡献，以此作为组织奖惩决定的依据。根据客观的考核结果对成绩优异者给予奖励，对工作低劣者进行惩罚，是保证奖惩公正性的根本措施。

4. 教育和管理作用　护理人员绩效评价的主要目标是促进与维持组织的高效率。通过对护理人员的工作评价，管理部门可以采取人员调整、培训、转岗、留聘等多种措施，以保证用较少的人力资源获得较大劳动成果，使各护理岗位的人员更加合理、更加有效。

（三）绩效考核指标及程序绩效考评

绩效考核指标及程序绩效考评是一个系统的过程。一个有效的绩效管理系统一般由三部分组成：确定绩效标准，即界定绩效的具体考核指标及各指标的内容和权重；考评绩效，即制订出有效、可操作性强的考评方案并实施的过程；反馈绩效，即部门或管理人员与被考评者沟通绩效考评效果的过程。

1. 以工作说明书和组织目标为依据确定绩效标准　护理人员的绩效评价必须与某一个固定的标准相比较才可能得出较公正的结果。护士的工作标准越明确，绩效评价的结果才可能越有效。标准的制订以工作岗位的基本要求为依据。绩效评价标准一般包括两类基本内容：①工作职责、工作的质和量及一些相关指标。②明确被评价者做到什么程度，其相应的指标有具体的工作要求和工作表现标准。由于各项评价指标对工作的影响存在程度上的差异，因此，应给予每项岗位职务的各项评价指标以不同的权重数，以反映各个工作要素的相对重要程度。一般将考核项目分为七大项：专业资历（10%）、学习能力（10%）、业务能力（25%）、工作业绩（25%）、专业创新能力（10%）、医德医风（10%）、荣誉称号（10%），具体内容可视各单位情况而定。

2. 考评绩效　在有各级护理人员绩效评价标准的基础上，将具体护理人员或护理管理人员的实际工作表现与所制定标准进行比较，并加以分析评估。

3. 反馈绩效　一旦绩效评价工作结束，对管理人员来说，一件重要的工作就是将结果告诉护士。反馈绩效的目的除了让被考评护士了解自己的工作情况外，还可促进管理者与护士一起分析工作中存在的不足及确定改进措施。由于评价反馈时管理者必须传递表扬和建设性批评两方面的信息，这对护理管理人员和护士来说都是一个考验。因为信息反馈方式不当或提法不妥，将会给下属带来消极的影响，对今后的工作极为不利。管理者的重点是既强调护士工作表现中的积极方面，同时必须就护士在工作中需要改进的方面进行讨论，并共同制订改进计划，以提高今后的工作绩效。

（四）护理人员绩效评价的方法

1. 评价方法选择原则

（1）具备可信度。

（2）绩效评价结果具有可靠性。

（3）评价达到所期望目标的程度。

2. 评价方法选择要求

（1）注重符合保证绩效评估有效性的一些基本要求。

（2）体现组织目标和评价目的。

（3）评价能对护理人员的工作起到积极正面引导作用和激励作用。

（4）能较客观真实地评价护理人员的工作。

（5）简单有效，易于操作。

（6）评价方法节约成本。

第3节　护士职业生涯规划

人的一生中，职业生活占据了一大部分，而职业规划能够帮助一名学习护理专业的学生更好地探寻职业理想，协助其进行有效的自我评估。因此，做好职业生涯的规划与管理将对人的思想和职业道路有着很好的指引，让我们认识自我、正视专业、计划未来，能有效地整合个人资源，确定职业目标，有利于提高护士的工作和生活满意度、工作效率及职业自豪感，让我们找准突破，快速成长，使个体在专业成长过程中达到自我实现的最高境界，促进护理事业的长足发展，对我们的一生也将产生重要的影响。

职业规划就是对职业生涯乃至人生进行持续的、系统的计划的过程。一个完整的职业规划由职业定位、目标设定和通道设计三个要素构成。

一、职业生涯规划的相关概念

1. **职业生涯**　是一个人一生所有与职业相联系的行为与活动，以及相关的态度、价值观、愿望等连续性经历的过程，也是一个人一生中职业、职位的变迁及职业目标的实现过程。简单地说，一个人职业发展的状态、过程及结果构成了个人的职业生涯。一个人对其职业发展有一定的控制力，他可以利用所遇到的机会，从自己的职业生涯中最大限度地获得成功与满足。

2. **职业生涯规划**　也称"职业规划"，在学术界也被称为"生涯规划"，在有些地区，也有一些人喜欢用"人生规划"来称呼，其实表达的都是同样的内容。职业生涯规划又称职业生涯设计，是指个人与组织相结合，在对一个人职业生涯的主客观条件进行测定、分析、总结的基础上，对自己的兴趣、爱好、能力、特点进行综合分析与权衡，结合时代特点，根据自己的职业倾向，确定最佳的职业奋斗目标，并为实现这一目标做出行之有效的安排。

3. **职业发展观**　是现代人力资源管理的基本思想之一。所谓职业发展观，从企业方面来说，就是要为其成员构建职业发展通道，使其与组织的需求相匹配、相协调、相融合，以达到满足组织及其成员各自需要，同时实现组织目标和个人目标的目的。

4. **护理人员职业生涯管理**　是护理人力资源管理的重要内容，是组织和护理人员通过制订职业生涯规划等一系列活动满足护理人员个人、组织和管理者三者发展需要的动态过程。

5. **护理职业路径**　是指组织为本单位护理人员设计的自我认知与成长通道的管理方案。护理职业路径的目的在于帮助护理人员了解自我，同时让组织掌握护理人员的职业需求，以便从组织和部门的角度为护理人员提供和创造发展的条件，满足护理人员的需要。另外，组织和管理者还可通过合理的引导，把护理人员的职业目标和发展计划与组织或护理岗位的需要结合起来，获得双方共同发展。良好的护理职业路径设计既可以激发护理人员的工作热情，开发其工作潜能，又可以吸引并留住优秀的护理人才，从而使护理队伍的整体素质得到提高。

二、职业生涯规划理论

（一）Greenhaus 的职业生涯发展理论

美国心理学博士 Jeffrey H. Greenhaus 的研究侧重于不同年龄段职业生涯所面临的主要任务，并以此为依据将职业生涯划分为五个阶段：职业准备阶段、进入组织阶段、职业生涯初期、职业生涯中期和职业生涯后期，形成了他的职业生涯发展理论。具体内容如下。

1. 职业准备阶段

（1）年龄段：0～18 岁。

（2）主要任务：发展职业想象力，对职业进行评估和选择，接受必需的职业教育。

2. 进入组织阶段

（1）年龄段：19～25 岁。

（2）主要任务：在一个理想的组织中获得一份工作，在获取足量信息的基础上，尽量选择一种合适的、较为满意的职业。

3. 职业生涯初期

（1）年龄段：26～40 岁。

（2）主要任务：包括学习职业技术，提高工作能力；了解和学习组织纪律和规范，逐步适应职业工作，适应和融入组织；为未来的职业成功做好准备。

4. 职业生涯中期

（1）年龄段：41～55 岁。

（2）主要任务：需要对早期职业生涯重新评估，强化或改变自己的职业理想；选定职业，努力工作，有所成就。

5. 职业生涯后期

（1）年龄段：从 56 岁直至退休。

（2）主要任务：继续保持已有职业成就，维护尊严，准备引退，是这一阶段的主要任务。

（二）Schein 的职业锚理论

职业锚理论产生于在职业生涯规划领域具有"教父"级地位的美国麻省理工学院斯隆商学院、美国著名的职业指导专家 Edgar H. Schein 教授领导的专门研究小组，是对该学院毕业生的职业生涯研究中演绎成的。斯隆商学院的 44 名 MBA 毕业生自愿形成一个小组，接受该教授长达 12 年的职业生涯研究，包括面谈、跟踪调查、公司调查、人才测评、问卷等多种方式，最终分析总结出了职业锚（又称职业定位）理论。

1. 职业锚

（1）概念：职业锚，又称职业系留点。锚，是使船只停泊定位用的铁制器具。职业锚，是指当一个人不得不做出选择的时候，他无论如何都不会放弃的职业中的那种至关重要的东西或价值观。实际就是人们选择和发展自己的职业时所围绕的中心。

了解职业锚的概念，要注意几个方面。

1）职业锚以员工习得的工作经验为基础。职业锚发生于早期职业阶段，新员工已经工作若干年，习得工作经验后，方能够选定自己稳定的长期贡献区。个人在面临各种各样的实际工作生活情境之前，不可能真切地了解自己的能力、动机和价值观及在多大程度上适应可行的职业选择。因此，新员工的工作经验产生、演变和发展了职业锚。换句话说，职业锚在某种程度上由员工实际工作所决定，而不只是取决于潜在的才干和动机。

2）职业锚不是员工根据各种测试出来的能力、才干或者作业动机、价值观，而是在工作实践中，依据自身和已被证明的才干、动机、需要和价值观，现实地选择和准确地进行职业定位。

3）职业锚是员工自我发展过程中的动机、需要、价值观、能力相互作用和逐步整合的结果。

4）员工个人及其职业不是固定不变的。职业锚，是个人稳定的职业贡献区和成长区。但是，这并不意味着个人将停止变化和发展。员工以职业锚为其稳定源，可以获得该职业工作的进一步发展，以及个人生物社会生命周期和家庭生命周期的成长、变化。此外，职业锚本身也可能变化，员工在职业生涯的中后期可能会根据变化了的情况，重新选定自己的职业锚。

（2）内容：个人进入早期工作情境后，由习得的实际工作经验所决定，与在经验中自省的动机、价值观、才干相符合，达到自我满足和补偿的一种稳定的职业定位。职业锚强调个人能力、动机和价值观三方面的相互作用与整合。职业锚是个人同工作环境互动作用的产物，在实际工作中是不断调整的。

2. 职业锚问卷　是国外职业测评运用最广泛、最有效的工具之一。职业锚问卷是一种职业生涯规划咨询、自我了解的工具，能够协助组织或个人进行更理想的职业生涯发展规划。

三、护理人员职业锚的个人开发

（1）确认个人能力特点，提高个人对护理专业的适应性；奋斗目标专一，在职业活动的动态发展中适应护理职业环境，拓展知识结构，做好本职工作。

（2）借助组织和护理管理部门的职业发展计划表，确定职业目标，发展职业角色形象。

（3）培养和提高自我职业决策能力和决策技术，扬长避短，发挥个人优势，分阶段实现职业发展目标。

四、护士职业生涯阶段

护士职业生涯阶段主要以年龄为界，分为早期、中期、后期三个阶段。

（一）早期阶段

1. 定义　指个人从学校进入工作环境，并在工作环境中逐渐社会化，实现从学生到护士的转变，并被新的组织所接纳的过程。这一阶段一般发生在从业 5～8 年，护士年龄为 22～30 岁。

2. 阶段特征　正处于青年时期，是精力最旺盛的阶段，积极向上、争强好胜。这时护士对护理工作最充满热忱，家庭的压力小，学习热情也比较高，对自己的专业技能提高有着较为强烈的追求。

（二）中期阶段

1. **成长期**　此期在从业 9～15 年，护士年龄 31～40 岁。如果在职业生涯早期护士个人能顺利地找准职业锚，进行自我定位，那么在这个阶段就能较顺利地发展。

（1）成长期阶段特征：护士个人职业能力稳步提高，责任心增强，已基本适应了职业环境，焦虑不安、无所适从的情绪有所缓解，抵抗挫折能力也得到了提高，能够接受比较重要的工作任务，能比较周全地思考、处理问题，已成为工作中的骨干，参与到教学和管理岗位中。

（2）应对策略：护士本人应重新进行自我定位，合理安排事业与家庭，抽出时间参加继续教育学习，扩展自己的知识面，进行适当的心理调适与休整，给自己回顾、思考、总结的机会，以维持职业工作、家庭生活和自我发展三者之间的均衡。

（3）阶段发展完成标志

1）精通本科室的业务，能独立完成临床教学任务。

2）参加过省级、国家级的学术交流，发表了较高水平的论文。

3）参加过相关书籍的编写工作。

4）拥有可靠的获取本专业信息的渠道。

5）具备主管护师（副主任护师）的职业要求，部分人成为护士长、责任组长、总带教老师等。

6）取得了高一级的学历。

2. **拓展期**　从业 16～25 年进入拓展期，护士年龄 41～50 岁。这是在业务成熟、社会关系网稳定的基础上开始寻找新的突破的时期。

（1）拓展期阶段特征：这时的护士可以说都是不同程度的资深护理人员，他们拥有丰富的临床工作经验，事业上和生活上都经历了许多风雨，人生体验丰富，在家庭、事业中的地位远比前两个阶段牢固，但是精力与进取心已远不如前了。

（2）主要问题——职业疲乏：在已熟悉工作环境和组织运转机制后，护士常常会遭遇职业疲乏。从职业生涯管理的角度来说，由于长期从事同样的工作，如果找不到新的兴奋点，工作对于他们来说已不再富有挑战性，他们对工作已不再有进取心，生活重心将发生转移，从以事业为重心转向以家庭、自我为中心。

（3）应对策略：保持积极、乐观进取的心态，重新认识环境、评估自我，寻找新挑战，保持职业新鲜感，使自己能更快乐地生活和工作。护理管理者应针对此阶段护士的职业特点，合理用人，扬其长避其短，进行工作轮换，提供新的、富有挑战性的工作，以激发其工作热情和积极性。

（4）阶段发展完成标志

1）成为临床护理专家，具备副主任护师或主任护师的职业水平。

2）发表了高质量的、引起业内重视的论文。

3）出版了学术专著。

4）获得了省级、国家级甚至更高级别的奖励。

5）部分人晋升为护理部主任或护理副院长。

（三）后期阶段

此阶段大约发生在从业 25 年后，护士年龄在 50 岁以上。在这一阶段，护士个人的工作、生活和心理状况都将发生显著的变化，与以前大不相同。

1. 阶段特征　处于职业生涯后期阶段的护士，可以说成功与失败都已经历过，不再有过多的奢望与追求，安于现状，照顾家庭已成为其最大需求。

2. 主要问题——角色转换　处在职业生涯后期的护士，各方面的能力都会出现不可避免的衰退，体力、学习能力及整体的职业能力都呈现下降的趋势。处于领导地位的管理者往往会逐渐被年轻人所取代，权力与责任也将随之减弱消失；在临床一线的核心骨干们的中心地位和作用也逐步丧失。

3. 应对策略　凭借几十年的工作经验、技能、智慧及良好的社会人际关系，处于此阶段的护士应为年轻人树立榜样，担当良师益友的角色，继续在职业工作中发挥自己独特的作用。

4. 阶段发展完成标志

（1）做好退休的思想准备。

（2）完成权力和责任的交接。

（3）调整心态，接受和发展新的社会、职业角色。

自测题

A₁/A₂ 型题

1. 护理人员工作能力从量变到质变的过程体现了人力资源的（　　）

    A. 主观能动性特点　　B. 可变性特点

    C. 组合性特点　　　　D. 消耗性特点

    E. 可塑性特点

2. 两名以上的护理人员共同协作工作，发挥的作用可以达到 1+1＞2 或 1+1＜2 的现象称为人力资源的（　　）

    A. 主观能动性特点　　B. 可变性特点

    C. 组合性特点　　　　D. 消耗性特点

    E. 可塑性特点

3. 护理人力资源作用的发挥取决于护士个体的实际工作状况，这种情况称为人力资源的（　　）

    A. 主观能动性特点　　B. 可变性特点

    C. 组合性特点　　　　D. 消耗性特点

    E. 可塑性特点

4. 不断提高人力资源价值的过程体现了人力资源的（　　）

    A. 主观能动性特点　　B. 可变性特点

    C. 组合性特点　　　　D. 消耗性特点

    E. 可塑性特点

5. 以下哪项属于护理工作任职资格的内容（　　）

    A. 工作任务　　　　　B. 工作职责

    C. 工作流程　　　　　D. 健康状况

    E. 工作中的上下关系

6. 护士长根据当日工作量进行排班属于遵循（　　）

    A. 满足需求原则　　　B. 结构合理原则

    C. 效率原则　　　　　D. 公平原则

    E. 按职上岗原则

7. 以绩效评价结果为依据，对组织成员做出是否留用的决定，属于绩效评价的（　　）

    A. 人事决策作用　　　B. 诊断作用

    C. 激励作用　　　　　D. 引导作用

    E. 教育和管理作用

8. 一名护士负责一名患者全部护理内容的工作模式属于（　　）

A. 个案护理　　　　B. 功能制护理　　　　　　E. 临床护理路径

C. 整体护理　　　　D. 小组护理　　　10. 既可以帮助护理人员了解自己，也能让组织掌

E. 临床护理路径　　　　　　　　　　　握护士的职业追求的管理方案称为（　　　）

9. 以医疗团队合作为主的工作模式属于（　　　）　　A. 职业生涯　　　　B. 职业计划

A. 个案护理　　　　B. 功能制护理　　　C. 职业发展　　　　D. 护理职业路径

C. 整体护理　　　　D. 小组护理　　　E. 职业锚

（武绛玲）

第8章

护理信息管理

第1节 概　述

案例 8-1

随着信息化的发展，越来越多的信息化手段和方法在临床上广泛应用。例如，患者方某，女，29岁，××床，住院号×××××××，诊断为急性肾小球肾炎，护士遵医嘱为其进行药物治疗，为保证护理安全，在做治疗时使用移动护理个人数字助理（personal digital assistant，PDA）进行患者的身份识别，作为一名护理管理者，请就以下几个问题进行思考及分析。

问题： 1. 临床上常用的护理信息化管理手段有哪些？

2. PDA 在临床护理中可以起到什么作用？

3. 如何强化和监督护士使用 PDA 对患者进行身份识别？

一、信息

随着社会的快速发展，信息化技术在各领域的应用越来越广泛，护理信息化体系即护理信息管理平台已成为医院护理管理中不可或缺的现代化工具。护理管理者利用计算机网络准确迅速处理和存储各种护理信息，使护理工作得以惯性运行，从而提高了工作效率和质量，真正实现了把护士的时间还给患者，深化了"以患者为中心"的服务理念，这是实现护理现代化的初步手段。同时认识信息的价值、重视信息收集与管理、建立和管理好护理信息系统是新时期提高护理质量的必由之路。

（一）信息的概念

信息（information）是一个多维的和有多层次含义的概念，有关信息的概念有上百种。一般来讲，信息的概念有广义和狭义之分。广义的信息是指客观世界中反映事物特征及变化的符号、文字、数据、语言、声音、图像和图形等经过恰当的形式如通信、存储、加工或处理来表示的消息或者知识，信息不是事物本身，但它反映了客观事物的特征，事物不断发生着变化，因而信息也在不断产生。狭义的信息是指经过加工、处理后获得的新的信息，是对接收者有某种使用价值的数据、消息、情报的总称。

信息管理（information management）是指对信息进行收集整理，使其满足组织要求的过程。广义的信息管理，不仅是对信息的管理，还包括对信息活动的各种要素进行合理的组织和控制，以实现信息及有关资源的合理配置、合理利用。狭义的信息管理是指为了特定的目的对信息进行管理，是对信息进行收集、组织、整理、加工、存储、控制、引导、传递、利用的过程。信息管理水平的提高能够有效促进社会生产力、经济水平及社会的发展。

（二）信息的特征

信息的特征是指信息区别于其他事物的本质属性。尽管各种信息的具体内容不同，但基本特征有共同之处。信息的一般特征如下。

1. **真实性**　信息必须是对客观事物存在及其特征的正确反映。不符合事实的信息是失真的信息，不仅没有价值，而且会对管理决策产生危害。因此，在管理中应充分重视信息的真实性，要检查、核实信息的真实性，避免虚假信息的产生。

2. **时效性**　信息的价值随着时间的变化而变化，信息价值的时效周期分为升值期、峰值期、减值期和负值期四个阶段，信息在不同的阶段呈现不同的价值，这就是信息的时效性。在使用信息中，要注意信息的及时性，滞后的信息往往已失去使用价值，会导致错误的决策。

3. **载体依附性**　信息本身是无形的，信息的传递交流和信息价值的实现要求信息必须依附于一定的物质形式——信息载体（information carrier）。人们通过语言、文字、符号、图像、磁带、光盘等物质载体存储、传递、显示、识别和利用信息。

4. **共享性**　信息与其他资源相比，具有在使用过程中不会消耗的属性。这种属性决定了它的可共享性。信息的共享性主要表现在同一内容的信息可以在同一时间由两个或两个以上的用户使用，大大提高了信息的使用率和人们的工作效率。

5. **不对称性**　信息不对称是指在市场经济活动中，各类人员对有关信息的了解是有差异的，掌握信息比较充足的人员，常常处于比较有利的地位，而信息贫乏的人员，则处于比较不利的地位。

6. **价值性**　通过收集、检索、查阅、加工及传递信息，对生产经营活动产生有影响的数据，来体现信息的价值所在，管理者要善于利用信息的价值开展管理工作。

二、护理信息

（一）护理信息的概念

护理信息是指在护理活动过程中的各种情报、消息、数据、报告、指令等，通常以声音、图像、文字、数据等形式表现和传递，是护理管理中最活跃的因素。护理信息是医院信息的重要内容，包括科学技术信息及各项为护理及诊疗服务的业务信息、护理管理信息等，这些护理信息相互交错、互为依据、相互制约。

（二）护理信息的特点

护理信息除了具有信息的特点外，还具有生物医学属性、相关性、准确性、大量性、多元化、随机性等特点。

1. **生物医学属性**　护理信息主要是与患者健康有关的信息，因此具有生物医学属性的特点。因为健康与疾病处于动态变化状态下，所以护理信息又具有动态性和连续性，许多护理信息直接关系到患者的健康和生命，对及时性、准确性、完整性、可靠性要求都很高。

2. **相关性**　同一客体在同一时间或不同时间表现出来的信息相互关联、互为参照。例如，外科手术后患者出现体温升高，单凭此依据无法判断是否出现术后感染，需要结合临床的血液检查结果做出诊断。

3. **准确性**　护理信息直接关系到患者的健康与生命，收集时必须做出准确的判断。一部分护理信息是通过客观测量数据对患者的情况进行记录，如患者的生命体征、体重变化、住院天数等，但另一部分需要护士通过主观判断得出护理信息，如患者的心理状态、疼痛程度、精神状态等。

4. **大量性和多元性**　护理信息来源广泛、种类多，信息来自护理系统外部和内部，有来自患者、护理人员、医生等多种渠道的信息，是文字、数据、图像、声音、动画等有形和无形的结合；有护理业务、科研、教学、管理及各种药品、设备、装置等不同类别信息。同时护理信息的收集和传递需要多部门、多人员的配合，这些信息常常互相交错、互相影响，因此多元化的护理信息大量呈现。

5. **随机性**　日常护理工作中因患者的疾病发生发展是动态的，常发生各种突发事件，这些信息需要护理人员具备敏锐的观察、判断和分析能力，以及应急处理能力，随时跟踪这些变化的信息。

（三）护理信息的分类

护理信息包括护理管理信息、护理科研信息、护理教育信息、护理业务信息等。

1. **护理管理信息**　主要包括护理组织机构及职务设置、各级各类护理人员岗位职责、护理管理规章制度、护理人员个人档案、考勤、各级护理人员的工作质量考核标准、护士长管理的资料信息、人事成本资料等，以及医院护理发展建设规划、目标、计划和总结等有关管理资料。

2. **护理科研信息**　主要包括院内护理科研计划、成果、论文、著作、译文、学术活动情报、护士的技术档案资料、护理技术资料，以及国内外护理新进展、新技术、新仪器、新设备的相关资料等。

3. **护理教育信息**　主要包括教学培训计划、实习和见习安排、学生的考核记录、教学工作会议记录、进修生管理档案、护理人员继续教育培训计划、业务学习、历次各级护士考试成绩、科研项目和成果、论文、著作等资料。

4. **护理业务信息**　主要包括临床直接观察到的护理信息、个案病例护理信息、病房护理工作基本信息如医嘱信息、护理文件书写资料等，还包括院内护理质量指标及原始资料，患者出入院、护理工作种类卡片，各种护理工作量统计表（如日报表、月报表、季度和年度报表）等。

（四）护理信息的收集与处理

护理信息的收集与处理对于医院的护理信息管理是非常重要的。要把各类信息利用人工处理、计算机处理等方法收集起来，进行统计整理、分析，以合理、科学、有效地进行护理管理工作。

1. **护理信息的收集**　按预先设定的指标收集原始数据和记录，如护理部、病区及其他各临床科室的人、财、物管理范围内的各项信息。这一步通常比较简单，但十分重要，被收集的原始信息的全面性、真实性和可靠性不仅影响信息处理的其他方面，更影响信息本身的价值。收集方法有人工处理和计算机处理。

（1）人工处理：指由人来完成信息的收集、加工、传递和存储，包括口头方式、文书传递和利用简单的计算工具。

　　1）口头方式：抢救患者时的口头医嘱和晨间交班等都是以口头方式传递信息，特点是简单、迅速、易行，但容易发生错误，且错误的责任有时难以追查。

　　2）文书传递：如交班报告、护理记录、体温单、各种规章制度等，这是护理信息最常用的收集方法，特点是保留时间长、有据可查，但收集时间较长、信息传递较慢。

　　3）利用简单的计算工具：利用计算器进行护理信息中数据的处理，常用于统计工作量、计算成绩、评价质量等。相对于计算机处理，其缺点是信息处理速度较慢、效率低，滞后于现代护理管理的要求。

　　（2）计算机处理：利用计算机处理信息，运算速度快、计算精准度高，且有大容量记忆功能和逻辑判断能力，是一种先进的信息收集方法，目前在护理工作中应用的计算机管理系统主要有以下几种。

　　1）临床护理系统：主要用于处理医嘱、制订护理计划等。

　　2）护理管理信息系统：主要用于护理质量管理、护士注册处理等。

　　3）护理知识库系统：主要用于护理论文检索和护理诊断查询等。

　　2. 护理信息的处理　是通过对收集的护理信息进行加工、整理、分析等，以便提取有效信息及甄别信息真伪，从而把信息进一步存储、检索、传输、反馈和利用等。

　　（1）加工：这是信息处理的重要步骤，指对收集的资料进行校对、分类、排序、计算、比较、选择和分析等，如各项护理技术治疗控制过程、患者从入院到出院全过程等信息的加工。经加工处理过的信息，更容易被需要者利用。

　　（2）传输：是指将资料分析结果按表格形式或报告形式分送有关部门或管理者，护理信息经传输处理，就可以与外界和医院内部各部门之间进行信息的传递。

　　（3）存储：就是将经处理的信息分门别类地由专人或专门部门按一定的方式存储起来，以供查用，如护士技术档案、患者特护记录等信息的存储。

　　（4）检索：为便于查找大量已存储的信息资料，应科学地建立起一套信息检索方法，如病案检索、文献资料检索等。

　　（5）反馈：将各种处理好的信息，通过一定的方式送到需要者手中，如护理管理者或相应部门根据输送信息的情况，采取有关措施对信息来源做出奖惩反应。

　　3. 护理信息的利用

　　（1）护理管理信息的利用：护理管理人员可以通过系统进行科学智能的排班，由此可以清晰准确地看到由护士长到护士的班次、考勤、绩效、工作量，系统将这些信息传输至护理部，由护理部进行审核并计算奖金绩效，可激励护理人员工作积极性，同时护理管理人员可以将调班、调休的人员班次进行调整，使管理更加人性化。

　　（2）护理科研信息的利用：可与中国知网、万方数据、维普资讯等文献数据库联网，方便护理人员进行文献检索，将文献检索系统等数字化资源使用方法一并输入电脑系统，使学历较低或科研能力较弱的护理人员更为准确地检索到所要查阅的相关文献。同时，该系统除用于文献的检索外，院内护理领域的新技术、新项目、推广项目等均可以收录查阅。

　　（3）护理教育信息的利用：该系统涵盖新入职护士、在职护士的培训与考核，护理管理者可以了解护士的培训情况，如达标和不达标率，可针对薄弱知识点进行重点培训；还可用于实习、见习、转科轮转的计划和安排，轮转的上下科室精准对接，所有资料有迹可查，教学计划、工作会议内容、进修生管理资料等教育资料均存储在该系统中，而教学 PPT、教案等授课内容均传输至该系统中，方便护理人员、实习生、进修生等被授课人课后查阅学习。

（4）护理业务信息的利用：利用护理信息进行持续性质量改进，护理管理人员可以通过护理信息系统，包括专有的 APP、医院护理质量管理系统，由护理部、科护士长、护士长实施环节质量控制，将临床上护理不良事件风险降到最低。当科室发生护理不良事件时，首先由科室护士长将整个过程进行上报，其次由科护士长审核通过，后自动进入护理部系统，护理部可以对这些收集到的信息进行综合分析，找到护理不良事件发生的原因。

第 2 节　护理信息系统与护理信息管理

一、概念

（一）护理信息系统

护理信息系统（nursing information system，NIS）是一个可以迅速收集、存储、处理、检索、显示所需动态资料并进行对话的计算机系统，是信息科学和计算机技术在护理工作中的广泛应用，是医院信息系统的重要组成部分。应用计算机信息管理系统进行护理管理，将使护理质量的提高和护理管理的科学化、标准化、现代化实现一个飞跃。护理信息系统主要包括护理管理系统、护理教育信息管理系统、临床护理信息系统、移动护理PDA 系统、危重症护理系统、门诊分诊管理系统、急诊分诊系统等。

（二）护理信息管理

护理信息管理是以现代技术为手段，对护理信息资源及信息机构的计划、组织、领导、控制和管理的实践活动，其目的是有效开发和利用资源。护理信息系统可实现的功能和完善的程度，是护理科学技术水平和管理水平高低的决定性因素。因此，在护理管理中必须实现护理信息的科学管理。

二、护理信息系统和护理信息管理的重要性

（一）护理信息系统的重要性

信息技术与医疗活动的密切结合是 21 世纪医学发展的重要特征之一，世界卫生组织认为发展护理信息系统对于护理工作是非常必要的。护理信息系统是主要运用信息科学理论和计算机技术方法建立的处理护理信息的软件系统，它对进一步深化"以患者为中心"的整体护理改革、护理教学和科研有着举足轻重的作用，同时可提高信息资源的利用率及护理工作质量、效率。护理信息系统的建立和完善改变了传统的护理工作模式，对于贯彻"以患者为中心"的护理理念，提高护理质量，促进护理管理的科学化、规范化有着重大意义。

（二）护理信息管理的重要性

护理信息管理是医院信息管理的重要组成部分，它改变了传统的护理工作模式和工作流程。护理信息化管理整合资源，让护理人员从繁重的工作中解放出来，把时间用在护理患者、观察病情、健康教育上，节约了人力资源，提高了护理管理时效性和护理质

量；实现了护理管理的科学化、规范化，保障了护理安全，成为医院护理管理现代化的重要指标。

三、护理信息系统的应用

（一）护理管理系统的应用

护理管理系统主要是医院信息系统（hospital information system，HIS）中的护士工作站子系统，护士工作站系统作为 HIS 的一个重要组成部分，承担所有护理制度建设、护理人力资源管理、护理排班考勤、护理质量控制、护理教育、病区事务管理等工作，实现计算机管理提高了护理人力资源配置及质量管理的处理效率和标准化，完成了医院信息化建设的基础，为护理工作提供了良好的信息资源。

1. **护理制度建设**　护理工作中护理制度建设非常重要，通过制度板块上传护理部各种制度、通知文件等，如国家卫生健康委员会管理制度，省、市卫生健康委员会管理制度，医院管理制度，护理部管理制度，科室管理制度，院级质控检查的总结、培训的课件资料等，方便各科室护士随时学习、及时查阅资料。

2. **护理人力资源管理**　人力资源管理信息系统主要应用于护理人力资源配置、护理人员培训和技术档案管理等方面。

（1）护理人员基本档案管理：包括护士姓名、年龄、学历、职称、层级、职务等。

（2）人员动态信息管理：包括考核、培训、调动、奖惩、被投诉、技术晋级、职务晋级、聘用续聘、论文发布、学分等。

3. **护理排班考勤**

（1）护士长可根据患者数、危重症患者数、病房床位数、床位利用率、分级护理情况等进行排班、调整和打印生成，并智能分配护士分管患者数。

（2）护理部可以通过患者信息系统、护士长排班系统和护士考勤系统了解各科室护理人员的工作情况及出勤情况，对全院护理工作进行综合考虑和人力调配。

（3）系统通过科室实际班次进行排班，支持复制既往排班、模板排班，以及指定按天数循环排班。不同科室可以定义不同班次，可详细记录护士值班小时数及白班、夜班小时数，可图像化显示护士在岗时间，支持周排班与月排班。

（4）系统支持排班表中标记护士层级、岗位、经管床位、周值班小时数、存休假期天数等信息，支持剩余假期自动计算。可通过排班表生成考勤表。

4. **护理质量控制**　护理质量管理包括病房护理管理质量评价、基础护理质量评价、急救物品质量评价、专科质量检查评价等，在录入护理质量控制检查的记录时，只需勾选检查单中被扣分项目，填写相应被扣分数和扣分原因，即可完成检查记录。信息系统支持三级管理，病区护士长可以录入科室质量控制自查记录，科护士长可以对本系统内的科室进行质量控制检查，护理部可以对全院进行质量控制检查，并审核、统计相应结果。

5. **护理教育管理**　包括科室内业务学习、科室专业技术档案、个人专业技术档案、科室新护士成绩管理、科室在职护士成绩管理。

6. **病区事务管理**　设有护士长工作首页板块，用于护士长进行病区质量检查、病区异常事件及改进记录、病区满意度调查；还有护士阅读确认板块，护士通过查阅科务会及各种业务学习、质量检查内容后进行阅读确认，以便护士长查看护士在线学习情况等。

7. 统计分析　方便护士长根据需要查看排班信息统计表、各类不良事件的统计分析，护理部可了解人力资源结构、床位使用率及利用各类数据开展护理科研工作等。

（二）护理教育信息管理系统的应用

护理教育信息系统有四大模块：专业学习、模拟考场、考试、后台管理。护理管理者通过信息系统建立考试题库，制订模拟考试流程，护理人员凭本人工号进入操作系统进行专业学习和考试。护理管理者可以通过后台管理系统了解护理人员学习情况及考核成绩，并进行意见的反馈。此系统操作简单，节省了大量人力物力，对于提高护士的临床理论知识非常有帮助。

（三）临床护理信息系统的应用

临床护理信息系统覆盖了护士日常工作中所涉及的所有信息处理的内容，包括患者信息管理系统、医嘱处理信息、收集护理观察记录、制订护理计划、护理评估评分、健康教育、实施患者监控等。例如，在护理记录板块，护理人员对患者进行各项评估，告知患者签署知情同意书，监测患者病情变化各项指标并做好记录；在健康教育板块，护理人员在患者入院时进行相关疾病知识、饮食、使用药物、安全宣教等健康教育；在护理计划板块，各个科室根据专科特点、疾病种类制订护理计划，护士根据患者病情在护理计划栏选择相应的护理诊断和护理措施，并进行实时评价。

（四）移动护理 PDA 在护理工作中的应用

PDA 是可移动的、便携式电子产品，又称"掌上电脑"。移动护理 PDA 通过对临床护理的流程化、规范化管理，将三查七对、护理评估、护理处置等日常业务与护士岗位管理、绩效考核结合，协同临床诊疗路径、护理路径，实现患者从入院到出院的全过程护理活动跟踪服务，可有效提高护理服务质量和工作效率，量化护理操作，为护士的定岗定级和工作量统计提供数据支持。

1. 患者信息查询　使用 PDA 扫描患者腕带，查看患者信息、费用信息和检查检验报告等，方便医护人员随时随地了解患者各项数据。床边设备实时自动地采集数据，包括将呼吸机、监护仪、输液泵等仪器设备的数据保存到信息系统中，为医护人员提供及时、有效和准确的数据支持。

2. 病情观察　通过移动终端将患者的生命体征信息、观察项目和出入量等在床边录入，使信息实时呈现于医生工作站及护士工作站。

3. 医嘱查询、核对与执行　将医嘱进行分类，在患者床旁实现医嘱读取、查询、核对和执行。实时查看全天医嘱执行情况、护理工作的完成情况等。护士对患者身份识别执行缺陷在用药时发生较多，其中输液类缺陷占首位。因此现有条件下强化和监督患者身份识别查对制度的落实、保证护理安全成为护理管理者亟待解决的问题，同时也是开展优质护理服务、践行"坚持以患者为中心"服务宗旨和"以人为本"管理理念的需求。

4. 护理计划（护理路径）的衔接　结合护理路径，通过护理计划规范护理操作，提高护士工作效率。

（五）危重症护理系统的应用

危重症护理系统以危重患者的临床护理过程为主线，利用全过程、全方位的管理信息流，按照信息采集、信息整合、信息分析和信息输出的数据流程，建立 ICU 临床信息数据库，规范了临床重症监护的工作流程，减少了 ICU 护士记录患者体征和医疗护理文书的手工操作，完善了医疗、护理科研的统计查询分析，提高了工作效率和护理质量。该系统的记录内容包括护理记录、医嘱记录、新转入科患者的评估记录、换床管理等。例如，护理记录中，护士监测和记录患者的体温、心率、呼吸、血压、有创血压、中心静脉压、血氧饱和度、疼痛评估、意识、瞳孔、呼吸支持模式及出入量等。护士根据医嘱和病情对危重患者住院期间护理过程进行连续、动态观察并进行客观记录。

（六）门诊分诊管理系统的应用

门诊分诊管理系统是为了实现医院自动化管理而设计的，它完全取代了原来医院管理一直使用的人工处理的工作方式，并且避免了由管理人员的工作疏忽及管理质量问题所造成的各种错误，为及时、准确、高效地完成门诊管理工作提供了强有力的工具和管理手段。门诊分诊管理系统主要包括门诊接诊和叫号显示系统，可以合理安排患者的就诊顺序，提高患者满意度。

1. 门诊接诊

（1）患者基本信息：接收到就诊者信息后，基本信息栏会显示就诊卡号、姓名、性别、年龄、挂号科室、病案号等基本信息。

（2）病史情况：信息栏提示就诊者医疗费用支付形式、婚育史、家族史、既往史、手术史、过敏药物、过敏食物情况。

（3）生命体征：评估就诊者血压、脉搏、身高、体重、体温的情况。

（4）跌倒/坠床风险评估：评估就诊者是否存在跌倒危险因素评估的需求，并选择相应的措施。

（5）自杀或行为紊乱：评估就诊者有无严重的自杀观念、自罪妄想等行为；有无自伤、自杀史；有无最近发生或持久发生的重大应激事件。

（6）酒精依赖：评估有无长期饮酒史；有无晨起饮酒习惯；最近是否经常发脾气、与人容易发生争执等。

（7）药物依赖：评估就诊者用药情况，有无药物依赖及副作用。

（8）特殊筛查：询问就诊者是否是在养老机构及养老机构反馈患者病情情况。

（9）功能评估：评估就诊者有无功能障碍。

（10）营养评估：评估就诊者是否存在营养风险。

（11）疼痛评估：评估就诊者是否存在疼痛风险及疼痛程度。

2. 叫号显示系统　门诊就诊患者挂号登记后，就诊者信息传输到各个专科叫号窗口，叫号窗口会显示就诊科室、医生姓名、已叫就诊者、正在就诊人员名单、等候就诊人员名单。就诊者在等候区通过叫号显示系统可查看就诊序号及就诊科室，让患者心中有数，合理安排等待时间，提高了门诊患者的满意度。

（七）急诊分诊系统的应用

急诊分诊系统是根据患者病情的严重程度、治疗的优先原则，以及合理利用急诊有限的资源对患者进行快速分类分级，以确定治疗或进一步处理的优先顺序的过程。急诊分诊系统以建设和整合统一、高效的医疗平台为基础，以物联网技术为手段，改变了当前多数医院所应用的传统手工分诊工作模式。在对急诊就诊流程的各个环节实现信息化管理的同时，院前急救、住院、检验、影像等子系统集成也实现了标准化的急诊服务流程，不仅可减少急诊护士的工作量，而且在保证患者信息完整性的前提下，可显著提高预检分诊的速度。

1. **分诊**　系统根据现有知识库中的急诊分诊依据自动给患者进行病情分级，同时也可以修改系统自动生成的分诊级别。应用"分诊台管理"对就诊的急诊患者进行分类就诊，包括急症分级、分诊科室；分诊科室分为急诊内科、急诊外科、急诊儿科、急诊妇产科、急诊口腔科、急诊耳鼻喉科，同时可根据预约时段进行就诊。分诊后通过系统打印患者的 ID 号（患者唯一的识别码），其同时包括就诊患者姓名、性别、年龄及生命体征信息。

2. **医嘱录入**　用于急诊患者就诊时的用药录入。

3. **患者查询**　包括患者的基本信息、意识状态、患者来源、来源说明、生命体征、视觉模拟评分法（visual analogue scale，VAS）评分疼痛程度及来诊主诉。

4. **查询、检索、修改、统计分析**

（1）查询功能：查询患者的去向和转归、住址和联系电话及某日、某月或某时段患者的所有数据。

（2）检索功能：通过 20 余种自定义内容（姓名、初步诊断、时间等）检索所需的相关信息。

（3）修改功能：当项目有遗漏或输入错误时，可随时通过快速检索进行补充和修改。

（4）统计分析功能：提供急诊人次统计功能；提供规范的图形分析功能，统计汇总的各种表格可即时输出打印。

5. **其他**　可执行停止医嘱、护理信息上报、新人力资源及科室之间切换的功能，以便查看最新动态。

链　接　急诊预检分诊

急诊预检分诊在分诊工作中有着极其重要的作用，患者到达急诊科时，护士分诊是否及时、准确影响着患者的临床治疗、预后结局。

病情分级：护士测量生命体征并录入，急诊分诊系统自动进行病情分级，我国急诊病情分级标准按病情危急程度分为四级。

1. Ⅰ级为急危患者。患者生命体征极不稳定、危及生命，需要立即救治。应立即进入抢救室，如心搏/呼吸骤停、急性大出血的患者等。

2. Ⅱ级为急重患者。病情有可能急剧变化，如不能即刻治疗，则危及生命或造成严重的器官功能衰竭。需要立即进入监护区紧急处理与严密观察，如突发剧烈头痛，严重创伤、烧伤等。

3. Ⅲ级为急症患者。患者生命体征尚稳定，没有严重的并发症，存在潜在的生命威胁，如短时间内不进行干预，病情可能进展至威胁生命或产生十分不利的结局。应安排诊室优先就诊，30分钟内处置，如小面积烧伤、闭合性骨折等。

4. Ⅳ级为亚急症或非急症患者。病情存在潜在的严重性，此级别患者到达急诊一段时间内如未给予治疗，患者情况可能会恶化或出现不利的结局，即便等待较长时间再进行治疗也不会对结局产生大的影响。需在诊室候诊，也可到门诊诊治，如轻度、中度发热，皮疹、皮擦伤等。

进行分级后护士输入患者的症状和体征到系统，系统自动进行分科，如车祸伤导致患者颅脑创伤，会自动分到外科。Ⅰ级、Ⅱ级患者自动分到红区，Ⅲ级患者分到黄区，Ⅳ级患者分到绿区，所对应区域的医护人员从系统上可了解患者初步病情及等候处理患者数。

分诊后患者的病情级别会发生变化，分诊人员需要密切观察患者的病情，发生变化时护士手动调整患者的分诊级别和相应的诊疗流程。

四、护理信息管理的措施

为确保护理信息的完整、真实，保证信息渠道通畅，以及护理信息系统的安全可靠运行，使信息系统更好地服务于护理管理，需做好信息系统运行安全和维护管理工作，切实提高工作效率和护理服务质量。

1. **人员培训**

（1）护理部和信息中心组织护理人员学习信息化技术，提高护理人员对护理信息化管理重要性的认识，鼓励他们积极参与护理信息的收集、整理、分析和利用等。

（2）护理部应加强对护理人员整体素质的培养，积极组织护士学习新技术、新方法、新理念，加强护理业务技术知识的培养，提高护理人员利用先进信息技术为临床护理和护理管理服务的能力，提高护理工作质量和效率。

2. **护理信息安全管理**

（1）护理信息系统的建设和应用应遵守医院信息系统管理规定、医院行政法规和其他有关规定。护理部应建立信息管理的制度，健全垂直护理信息管理体系，做到分级管理，保证信息的真实性和完整性。

（2）护理信息系统实行安全等级保护和用户使用权限划分。安全等级和用户使用权限及用户口令密码的划分、设置由信息中心负责制订和实施。

（3）上传下达，保证信息渠道通畅，各级护理人员对护理信息应及时传递和反馈。信息系统有问题时，有关使用单位信息负责人应当立即向信息工程技术人员报告。

（4）对计算机病毒和危害网络系统安全的其他有害数据信息的防治工作，由计算机中心负责。

（5）对护理信息系统软件、设备、设施的安装、调试、排除故障等由计算机工程技术人员负责。其他任何单位或个人不得自行拆卸、安装任何软硬件设施。

（6）所有上网计算机绝对禁止进行国际联网或与院外其他公共网络连接。

3. **护理信息系统维护管理**

（1）进行护理信息系统的日常运行和维护管理，实时监控系统运行状态，保证系统各类运行指标符合相关规定。

（2）设立医院护理信息小组，每个科室都有一名信息联络员。当信息系统出现故障时，由各科室联络员负责上报、追踪、跟进落实，护理信息小组定期对系统运行情况进行管理。

（3）迅速而准确地定位和排除各类故障，信息系统维护部门或维护人员首先进行处理，同时判断系统类型和故障级别，应根据系统类型和故障级别，在要求的时限内完成故障处理。保证信息系统正常运行，确保所承载的各类应用和业务正常；保证系统数据的备份与恢复。

（4）在保证系统运行质量的情况下，提高维护效率，降低维护成本。

（5）每年至少组织一次全院范围内的信息系统运维管理巡回检查，全面检查各维护作业计划管理、技术档案和资料管理、备份及日志管理、机房管理、安全保密管理等制度的落实情况。

（6）软件资料管理应包含以下内容。

1）所有软件的介质、许可证、版本资料及补丁资料。

2）所有软件的安装手册、操作使用手册、应用开发手册等技术资料。

3）上述资料的变更记录。

总之，通过采取一系列加强护理信息管理的措施，临床护士可以利用信息化技术，用更好的护理方法为患者服务，管理者也可不断完善管理方法，促进护理管理水平的提高。

五、医院护理信息系统的形成与发展

（一）移动护理信息系统的形成与发展

移动护理信息系统的建立和完善改变了传统的护理工作模式，对贯彻"以患者为中心"的医疗模式提供了极大的助力，移动护理以 HIS 为支撑基础，以 PDA 为平台，以无线局域网为传输交换信息平台，充分利用 HIS 的数据资源，使用移动护理车及婴儿防盗安全系统，实现了 HIS 向病房的扩展和数据的及时交换，从而保证医院各个业务信息的共享，极大地推动了医院的信息化建设和数字化发展。移动护理信息系统设计应考虑到三个方面的因素：选择便捷小巧、响应迅速的手持操作终端，开发功能强大的软件操作系统，考虑到医院的无线网络环境。

（二）信息技术在护理领域的发展前景

随着信息技术的发展，护理领域对信息技术的依赖程度日益加深，信息技术对医疗卫生保健事业的变革、发展起到了重要作用。护理信息系统的发展方向包括护理专家系统、远程护理、医院护理一体化管理信息系统等。"护理专家系统"是指将某一特定领域内的专家知识存储在计算机内，并以此来解决实际问题的计算机系统；"远程护理"是利用远程通信、计算机多媒体技术及信息传输来进行诊断和治疗、护理和教学的方法。"医院护理一体化管理信息系统"是指在医疗、护理、管理等各项活动中利用信息管理和联机操作的计算机应用系统。信息技术在护理领域的发展水平参差不齐，应加快护理信息标准化建设，培养护理领域的信息技术人才。

自测题

一、A₁/A₂型题

1. 下列不属于移动护理信息系统设计工程中需要考虑的内容的是（　　）
   A. 选择便捷小巧、响应迅速的手持操作终端
   B. 开发功能强大的软件操作系统
   C. 考虑到医院的无线网络环境
   D. 考虑最先进的人工智能（AI）技术
   E. 考虑护士的接受能力

2. 用于管理护士排班系统的是（　　）
   A. 护理管理系统　　　B. PDA系统
   C. 护理教育信息系统　D. 急诊分诊系统
   E. 医疗调度系统

3. 护理信息较常用的收集方法是（　　）
   A. 口头方式　　　　　B. 文书传递
   C. 利用简单的计算工具　D. 计算机处理
   E. 人工处理

4. 门诊接诊患者基本信息需要收集的内容不包括（　　）
   A. 就诊卡号　　　　　B. 姓名
   C. 月收入　　　　　　D. 挂号科室
   E. 病案号

5. 以下选项不属于护理信息的统计与整理流程的是（　　）
   A. 分类　　　　　　　B. 加工
   C. 存储　　　　　　　D. 检索
   E. 传输和反馈

6. 以下选项属于护理信息特点的是（　　）
   A. 生物医学属性　　　B. 逻辑性
   C. 规范性　　　　　　D. 理论性
   E. 创新性

二、A₃/A₄型题（7～10题共用题干）

王丽是一名妇科的护士长，已经工作20年，作为护理管理者一直工作尽职尽责，目前医院引进了计算机处理护理信息的新技术。王丽护士长应用这项技术完成了对新护士的培训，对在职护士的培训与考核，以及对实习、见习、转科、轮转的计划和安排等。同时把PDA应用于临床工作，使患者的信息能一步上传至计算机，方便了护士和护士长对患者信息的观察与收集。

7. 护士长对新护士、在职护士的培训与考核，对实习、见习、转科、轮转的计划和安排，是对何种护理信息的利用（　　）
   A. 护理管理信息的利用
   B. 护理科研信息的利用
   C. 护理教育信息的利用
   D. 护理业务信息的利用
   E. 护理分诊信息的利用

8. 下列哪种不是计算机处理护理信息的方法（　　）
   A. 文书传递　　　　　B. 临床护理系统
   C. 护理管理信息系统　D. 护理知识库系统
   E. 护理教育信息系统

9. 以下哪一项不是PDA实现的功能（　　）
   A. 出入量的实时录入与查询
   B. 医嘱查询、核对与执行
   C. 护理计划（护理路径）的衔接
   D. 审核并计算奖金绩效
   E. 病情观察的实时录入与查询

10. 以下哪一项不是护理信息系统安全管理的要求（　　）
    A. 遵守医院信息系统管理规章制度
    B. 护理信息系统实行安全等级保护
    C. 对临床工作人员应开放用户使用的所有权限
    D. 对计算机病毒和危害网络系统安全的其他有害数据信息的防治工作由计算机中心负责
    E. 所有上网的计算机绝对禁止进行国际联网

（李　珑）

第9章

医院感染的管理

第1节 概　　述

案例 9-1

　　某医院 74 名血液透析患者中新增丙型肝炎患者 12 人，经调查发现，此次感染的主要原因是透析机消毒不彻底、分机透析执行不到位、工作人员操作不规范等，调查结论为"严重的医院感染事件"。近些年来，随着医学的发展，医院感染问题越来越突出，引起了卫生行政部门、医院管理者和广大医务人员的高度重视。

问题：1. 什么是医院感染？

　　　2. 如何做好医院感染的管理？

一、医院感染的概念

（一）医院感染的定义

考点
医院感染
的定义

　　医院感染（nosocomial infection）是指住院患者在医院内获得的感染，包括在住院期间发生的感染和在医院内获得出院后发病的感染，但不包括入院前已经开始或入院时已存在的感染。医院工作人员在医院内获得的感染也属医院感染。

　　1. 对医院感染定义的理解

　　（1）医院感染关注的人群：主要包括住院患者和医院工作人员。这两类人群在医院中发生的感染确定为医院感染。在实际工作中进入医院的除了这两类人群外，还有住院患者的陪护人员、探视者、门诊患者及其他进入医院的人群，由于这些人群流动性大，一旦发生感染，难以判定感染是否来自医院，正因为这种不确定性，这些人群的感染往往难以纳入医院感染的防控范围。需要指出的是医务人员与医院外的人员接触也很多，只有当医务人员的感染由明确的原因确定是在救治患者的过程中发生的感染才列入医院感染的范畴。

　　（2）医院感染的地点界定：是指发生在医院内，包括患者在入院时不存在、也不处于潜伏期，在医院住院期间受到病原体侵袭而引起的任何诊断明确的感染，无论该感染是在医院内出现临床症状、体征，还是在出院后发生，均属于医院感染。

　　（3）医院感染的时间界定：是指患者的感染发生在住院期间，包括在医院内感染、出院后不久发病的感染，但不包括在入院时已经处于潜伏期、入院后发病的感染。不同的感染性疾病潜伏期不同，短者仅数小时，如细菌性食物中毒，长者可达数周甚至数月，如乙型肝炎病毒的感染。

　　2. 注意下列情况属于医院感染　①无明确潜伏期的感染，规定入院 48 小时后发生的感染为医院感染；有明确潜伏期的感染，自入院时起超过平均潜伏期后发生的感染为医院感染。②本次发生的感染直接与上次住院有关。③在原有感染基础上出现其他部位新的感染（脓毒血症迁徙灶除外），或在原感染已知病原体基础上又分离出新的病原体的感染（排除污染和原来的混合感染）。④新生儿在分娩过程中和产后获得的感染。⑤由诊疗措施激活的潜在性感染，如疱疹病毒、结核杆菌的感染。⑥医务人员在医院工作期间获得的感染。

3. 下列情况不属于医院感染　①皮肤黏膜开放性伤口只有细菌定植而无炎症表现。②由于创伤或非生物性因子刺激而产生的炎症表现。③新生儿经胎盘获得（出生后 48 小时内发病）的感染，如单纯疱疹、弓形体病、水痘等。④患者原有的慢性感染在医院内急性发作。

（二）医源性感染的定义

医源性感染是近年来医院感染管理工作发展的结果，是指患者的感染发生在任何开展诊疗活动的机构，如急性病综合医院、慢性病医疗机构、流动诊所、透析中心、门诊手术中心、家庭护理单位等，也包括与诊疗活动有关的感染，即发生感染不是在诊疗活动的当时。在流动诊所和家庭护理单位，医源性感染是指任何与内科诊疗或外科手术有关的感染。由于获得感染地点的不确定性，医源性感染更恰当地说是诊疗相关性感染，而不是诊疗获得性感染。世界卫生组织近年已有将医源性感染取代医院感染的趋势，因医源性感染涵盖的范围更加广泛，更能体现医院感染防控的目的和意义，它不仅包括发生在医院的感染，也包括发生在其他医疗机构的感染，同时，感染防控的人群不仅包括医院的住院患者，也包括门诊患者、陪护人员和探视者等。

二、医院感染的分类

医院感染的分类方法很多，如根据医院感染发生部位的不同可分为呼吸道感染、泌尿道感染、手术切口感染、血液感染等，这是统计分析常用的分类方法；根据感染人群不同可分为患者发生的感染和医务人员感染等；但从医院感染预防和控制的角度，一般根据引起医院感染病原体来源的不同进行分类，将医院感染分为外源性感染和内源性感染。

考点
医院感染的分类

（一）外源性感染

外源性感染又称交叉感染，是指引起患者发生医院感染的病原体来自于患者身体以外的地方，如其他患者、医务人员的手、医疗器械、医院环境、探视陪护人员等。通过患者之间，患者与医务人员之间，患者与探视、陪护人员之间，患者与污染的医院环境、污染的医疗器械的直接或者间接接触发生感染，也可通过吸入污染的空气或飞沫发生呼吸道感染。通过采取严格器械消毒、隔离感染患者、严格进入医疗机构所有人员的手卫生、严格医务人员的无菌操作、保持医院环境的清洁干燥等措施，大部分的外源性感染可得到有效预防和控制。

（二）内源性感染

内源性感染又称自身感染，是指引起感染的病原体来自于患者自身的某个部位，如来自患者的皮肤、口咽部、肠道、呼吸道、泌尿道、生殖道等的常居菌或暂居菌，在一定的条件下，这些细菌发生移位或者菌群数量发生改变，而致患者发生感染。例如，患者采用机械通气，肠道菌群发生移位进入患者的下呼吸道，导致患者发生呼吸机相关性肺炎；又如患者因某些原因长期大量使用高级广谱抗菌药物，导致肠道菌群失调而发生假膜性肠炎等。

三、医院感染的环节

考点
医院感染
的三个环
节

　　医院感染的感染过程包括三个环节，即感染源、传播途径和易感宿主。这三个因素组成一个感染链，若三者缺一，则感染无法发生，这是指外源性感染；而内源性感染则不同，它的感染过程包括感染源（自身）、易位途径和易感生态环境，需要从微生态角度进行考虑。

（一）感染源

　　感染源（source of infection）是指病原体自然生存、繁殖并排出的宿主或场所。感染源主要包括：①患者、带菌者或自身感染者；②感染的医务人员；③污染的医疗器械、污染的血液及血液制品、环境储源等。

（二）传播途径

　　传播途径（route of transmission）是指病原体从感染源传播到易感者的途径，主要包括以下几种。

　　1. 接触传播（contact transmission）　指病原体通过手、媒介物直接或间接接触导致的传播，是医院感染中最常见也是最重要的传播方式之一。

　　（1）直接接触传播：感染源直接将病原微生物传播给易感人群，如母婴间的风疹病毒、巨细胞病毒、艾滋病病毒等传播感染；患者之间、患者与其他人员（医院工作人员、探视者、陪护者）之间、医院工作人员之间，都可通过手的直接接触而感染病原体。内源性医院感染中，患者既是感染源，也是易感宿主，由微生态环境改变所导致的自身感染，也属于自身直接接触传播。

　　（2）间接接触传播：感染源排出的病原微生物通过媒介传播给易感宿主。最常见的传播媒介是医院工作人员的手，因为手经常接触患者及其感染性物质，很容易再经接触传播给其他患者及医院工作人员；各种诊疗活动所使用的器械或者设备、血液及血制品等也可成为传播媒介；被污染的医院水源或者食物也可导致医院感染的暴发流行。

　　2. 空气传播（air-borne transmission）　指带有病原微生物的微粒子以空气为媒介，远距离（＞1m）随气流流动而导致的疾病传播。常见的主要经空气传播的疾病包括开放性肺结核、麻疹及水痘。

　　3. 飞沫传播（droplet transmission）　指带有病原微生物的飞沫在空气中短距离（1m内）移动到易感人群的口、鼻黏膜或眼结膜等导致的传播。常见的通过飞沫传播的疾病有猩红热、百日咳、白喉、严重急性呼吸综合征（severe acute respiratory syndrome，SARS）、流行性脑脊髓膜炎、肺鼠疫、新型冠状病毒肺炎（Corona Virus Diease 2019，COVID-19）等。

　　4. 其他传播途径　如通过动物携带病原微生物而引起的生物媒介传播。病原体在动物中感染、繁殖并传播，通过接触、叮咬、刺蜇、注毒、食入等方式使易感宿主感染，如鼠疫耶尔森菌主要通过鼠蚤叮咬致人感染而发生鼠疫。

（三）易感宿主

　　易感宿主（susceptible host）是指对某种疾病或传染病缺乏免疫力的人。如将易感者作为一个总体，则称为易感人群。医院是易感人群相对集中的地方，易发生感染且感染容易流行。医院感染常见的主要易感人群如下：①机体免疫功能严重受损者；②接受各种免疫抑制剂治疗者；③长期使用广谱抗菌药物者；④接受各种侵入性操作者；⑤婴幼儿、老年人及营养不良者；⑥住院时间长者；⑦手术时间长者。

四、医院感染管理

（一）医院感染管理的定义

医院感染管理是针对诊疗活动中存在的医院感染、医源性感染及相关危险因素，运用有关的理论与方法，总结医院感染的发生规律，并为降低医院感染而进行的有组织、有计划的预防、诊断和控制活动。

（二）医院感染管理的内容

根据医院感染管理的定义，医院感染管理工作应包括以下几方面。

（1）成立医院感染管理组织，明确职责，并根据国家有关医院感染防控的法律法规，结合医院的实际情况，制定和完善有关医院感染管理的各项规章制度。

（2）制订医院感染管理的长远规划与工作计划，有组织地开展医院感染的防控工作。

（3）对进入医疗机构的各类人员，开展医院感染预防和控制知识的培训。

（4）开展医院感染的监测，包括对医院感染及其相关危险因素进行监测、分析和反馈，针对问题提出控制措施；及时发现和控制医院感染的暴发。

（5）做好医院感染的控制工作，包括传染病的医院感染控制。具体控制措施为合理使用抗菌药物，严格清洁、消毒灭菌与隔离，采用无菌操作技术，消毒药械的管理，一次性使用医疗用品的管理，医疗废物的管理，医院感染高风险科室、部门、环节和操作的管理等。

（6）开展医务人员有关预防医院感染的职业卫生安全防护工作。

（三）医院感染管理的重要性

医院感染是伴随着医院的建立而产生的，随着现代化医院的发展，医院感染的性质和特点不断发生着变化。医院感染的预防和控制是当今医疗机构面临的重大挑战，直接关系到医疗质量和广大人民群众的身体健康与生命安全，受到国内外医院管理者和广大医务人员的高度重视。

| 链　接 | 医院感染进展 |

全球每年有超过 140 万人在医院内获得感染，即使在发达国家的现代医院中，也有 5%～10% 的患者获得一种或多种医院感染，而在发展中国家医源性感染的情况就更为严重，其危险性比发达国家高 2～20 倍，有些发展中国家患者中发生医源性感染的比例甚至超过 25%。美国每年有 200 万～300 万例医院感染病例，造成约 45 亿美元的经济损失；我国每年因发生医院感染多耗费人民币 100 亿～150 亿元。国内外大量研究显示，医院感染延长了患者的住院时间，同时也大大增加了医疗费用。

医院感染的预防与控制是保证医疗质量安全的重要内容。全世界都存在医院感染问题，它既影响到发达国家，也影响到资源贫乏的国家。2006 年世界患者安全联盟的报告指出：全球每年有数以亿计的患者在接受医疗服务时发生医院感染，从而使其治疗、护理变得更加复杂，导致患者病情加重，甚至发生残疾或者死亡，还会增加患者、医院和国家公共卫生的经济负担，影响社会和谐程度。因此，加强医院感染管理工作，对于保障患者安全、提高医疗质量、降低医疗费用具有重要意义。

考点
医院感染的预防与控制

第 2 节　医院感染的预防与控制

一、医院感染管理的体系与职能

医院感染管理组织是医院管理体系的重要组成部分。医院感染管理与预防控制工作，贯穿于医疗护理活动与患者康复的全过程，涉及医院的各个方面，要把影响和制约医院感染管理工作各个环节及各个层面的人员都纳入管理监控范畴中，最大限度地提高管理效能，需要建立系统、高效的管理组织体系，明确各级组织和人员的工作范围与职能。目前，我国医院感染管理组织体系普遍实行的是三级管理结构体系，即医院感染管理委员会、医院感染管理科和科室医院感染管理小组。

（一）医院感染管理委员会

1. 组织形式与人员构成　2006 年，卫生部发布的《医院感染管理办法》对医院感染管理组织的设立进行了明确的规定："住院床位总数 100 张以上的医院应当设立医院感染管理委员会和独立的医院感染管理部门。住院床位总数在 100 张以下的医院应当指定分管医院感染管理工作的部门。其他医疗机构应当有医院感染管理专（兼）职人员"，并要求各级、各类医疗机构应当建立医院感染管理责任制，制定并落实医院感染管理的规章制度和工作规范。

医院感染管理委员会由医院感染管理部门、医务部门、护理部门、临床科室、消毒供应科室、手术室、临床检验部门、药事管理部门、设备管理部门、后勤管理部门及其他有关部门的主要负责人组成，主任委员由院长或者主管医疗工作的副院长担任。

2. 医院感染管理委员会的主要职责　根据《医院感染管理办法》的要求，医院感染管理委员会应履行以下职责：①认真贯彻医院感染管理方面的法律法规及技术规范、标准，制定医院预防和控制医院感染的规章制度并监督实施。②根据预防医院感染和卫生学要求，对医院及各科室的建筑设计、基本施工和工作流程进行审查并提出建议和意见。③制定医院感染管理工作计划，并对计划的实施进行考核和评价。④对医院感染管理的重点部门、重点科室、重点环节、重点流程及危险因素进行定期的监督和管理。⑤建立会议制度，定期研究、协调和解决有关医院感染管理方面的问题。⑥制定医院发生医院感染暴发及出现不明原因传染性疾病或者特殊病原体感染病例等事件时的控制预案。⑦其他有关医院感染管理的重要事宜。

（二）医院感染管理科

1. 组织形式与人员构成　医院感染管理科应根据医院规模和实际需要合理配置专职人员数量，一般住院床位在 500 张以下的医院应配置 2～3 人，每增加 250 张住院床位则增加 1 名医院感染管理专职人员。人员分工上一般设主任 1 人，其他人员由专职医师、专职护士和专职或兼职检验技师与药师组成。

2. 医院感染管理科的主要职责　在医院感染管理委员会领导下，医院感染管理科具体负责医院感染预防和控制方面的管理工作，主要履行以下职责：①制定医院感染管理工作制度、工作计划和医院感染应急方案，并组织实施和监督。②对医院感染及其相关危险因素进行监督、分析和反馈，针对问题提出控制措施并指导科室实施。③对医院感染发生状况进行调查、统计分析，并向医院感染管理委员会或者医疗机构负责人报告。④对医院的清洁、消毒灭菌、隔离、无菌操作技术、医疗废物管理等工作提供指导。⑤对传染病的医院感染控制工作提供指导，对医院感染暴发事件进行报告和调查分析，提出控制措施并组织、协调有关部门进行处理。⑥对医务人员有关预防医院感染的职业卫生安全防护工作提供指导，并对其进行预防和控制医院感染的培训。⑦参与抗菌药物临床应用的管理工作。⑧对消毒药械和一次性使用医疗器械、器具的相关证明进行审核。⑨组织开展医院感染预防与控制方面的科研工作。⑩完成医院感染管理委员会或者医疗机构负责人交办的其他工作。

（三）科室医院感染管理小组

1. 组织形式与人员构成　科室医院感染管理小组是医院感染管理中最基础、最具体、最直接的管理组织，处于医院感染管理的一线，医院感染管理制度和预防控制措施，都是通过他们来实施、落实。科室医院感染管理小组一般为 3～4 人，通常由科室主任、护士长、医生、护士组成。

2. 科室医院感染管理小组的主要职责　在医院感染管理委员会领导下，配合并在医院感染管理的指导下负责开展科室的医院感染管理与预防控制工作，主要履行下列职责：①负责科室医院感染的监测、登记、报告和控制工作。②监督科室人员落实无菌技术操作规范，执行消毒隔离制度，检查科室抗感染药物的使用情况。③负责科室医院感染病例病原学标本采集与送检工作。④组织科室医院感染防控知识培训工作。⑤对科室患者、陪护人员、探视人员及卫生员进行健康教育宣传工作。⑥其他有关科室医院感染管理的重要事宜。

二、医院感染管理的基本制度

（一）医院感染管理工作制度

（1）医院感染管理是医疗安全管理的重要组成部分，应纳入医院医疗质量与安全管理评价范围中，并逐月进行检查。

（2）建立健全医院感染管理委员会、医院感染管理科、科室医院感染管理小组三级监控组织机构，开展医院感染管理工作。医院感染管理委员会每季度召开一次会议，听取医院感染管理科的医院感染管理工作情况报告，协调和解决有关医院感染方面的重大问题，不断改进工作。

（3）医院感染管理科具体负责落实国家级及省市卫生行政主管部门颁布的医院感染控制技术规范、准则和指南，指导医院感染管理规划和管理制度，并将督导和实施情况定期向院领导和医院感染管理委员会报告，并与医务处（科或部）、护理部进行信息沟通与交流。

（4）临床科室应指定主治医师以上人员和护士长负责医院感染管理小组工作，督导科室医院感染管理各项措施的落实，发现问题及时向科室主任汇报，并将分析与改进情况及时向医院感染管理科反馈。

（5）医院感染管理科应及时向全院通报医院感染预防与控制的管理情况，及时传达相关政策法规和技术进展等信息。

（6）建立医院感染管理应急处置预案，积极应对医院感染暴发流行与各种意外情况，确保医院感染管理工作正常运行。

（二）医院感染病例报告制度

（1）住院患者发生医院感染时，经治医师应及时向本科室医院感染管理小组报告，如实记录在病程中，并填写医院感染病例报告卡，于24小时内送至医院感染管理科，发现特殊病原体感染及发生医院感染暴发流行时，应立即通知医院感染管理科。

（2）医院感染管理上报内容包括医院感染暴发流行、特殊病原体感染、高度传染性病原体感染（如甲型H1N1流感、严重急性呼吸综合征等）、多重耐药菌感染、无菌操作和介入下操作所致感染及怀疑因输血、输液导致感染等。

（3）患者在输液过程中出现热原反应、感染或其他异常情况时，应及时报告药械科和医院感染管理科，同时留取输注出现反应的液体及未启用的输液器具（同批号）送制剂室进行热原检测，必要时进行细菌培养。

（4）科室医院感染管理小组应及时组织经治医师、责任护士，必要时请医院感染管理科人员一起参与查找医院感染原因，采取有效的预防控制措施。

（5）确诊为传染病的医院感染病例，应按照《中华人民共和国传染病防治法》和《传染病信息报告管理规范（2015年版）》规定的内容、要求时限与程序进行报告和处理。

（6）明确诊断为医院感染的病例，必须填写在病历首页"医院感染"栏目中。

（三）医院感染暴发流行报告制度

（1）科室患者1周内出现下列情况之一时：出现3例以上同种、同源感染病例的现象；出现5例以上临床综合征相似、怀疑有共同感染源的病例，或5例以上怀疑有共同感染源或感染途径的感染病例现象；在医疗服务中因病原体传播引起的3例以上医源性感染暴发或者5例以上疑似医源性感染暴发，应立即报告医院感染管理科，并按照有关规定上报院领导、上级卫生行政部门和疾病预防控制中心。

（2）医院感染管理科接到科室报告后，应及时到报告科室进行流行病学调查，考虑有医院感染暴发流行趋势时，应立即报告医务处（科或部）或医院感染管理委员会，协调、组织专家指导或协助对医院感染患者的诊断和治疗。

（3）医院感染管理科与诊疗科室医院感染管理小组一起，及时认真地查找医院感染的危险因素，积极采取有效控制措施，包括医务人员的防护、消毒灭菌处理及患者隔离等，防止医院感染的蔓延。

（4）发生医院感染暴发流行的科室应暂停收治患者，实施医院感染控制干预措施，医院感染暴发流行1周内未控制事态发展，或出现死亡病例，医务处（科或部）应报告医院主管领导，并按照规定要求上报上级行政卫生主管部门和疾病预防控制中心。

（5）医院感染事件处理后，医院感染管理科应及时写出调查报告，上报医院领导及上级卫生行政主管部门。

（6）确定为传染病的医院感染暴发流行病例，应按照《中华人民共和国传染病防治法实施办法》和《国家突发公共卫生事件应急预案》，填写突发社会公共卫生事件报告表，进行报告和处理。

三、预防和控制医院感染的护理管理措施

医院感染管理工作应贯穿于整个医疗过程，医护人员是预防和控制医院感染的重要群体。护理人员的日常护理工作与医院感染管理工作是非常密切的，如无菌技术操作、隔离技术、消毒与灭菌等都是与医院感染息息相关的，因此控制医院感染的过程中，护理管理起着非常重要的作用，需要做到以下方面。

（一）健全管理制度

建立和完善医院感染管理制度和工作规范，保证医院感染管理工作有序进行。同时要加强对护理人员医院感染知识的教育，加强其自身责任建设，提高护理人员防范医院感染的责任意识和工作能力，增强遵守各项规范和措施的自觉性，从根源上减少医院感染的发生。

（二）加强培训

医院感染管理知识与技能培训是医院感染管理的重要环节，加强医院感染知识培训，是解决护理人员医院感染知识缺乏的关键。建立严格的培训制度和培训计划，分层次制定相应的知识和技能培训目标，对实习学生、进修护理人员、新聘用护理人员进行医院感染管理知识及医院感染管理制度培训，对在职护理人员则进行继续教育，定期组织护理人员学习医院感染知识及国家颁布的法律、法规、标准规范、指南、职业卫生安全防护等内容，避免因护理人员医院感染管理意识不强、知识薄弱、相关技术操作执行不规范等而造成医院感染。

（三）加强高危人群和感染高风险部门的管理

医院是各种疾病患者聚集的地方，患者的免疫防御功能都存在不同程度的损失或缺陷，是发生医院感染的高危人群。医院感染管理人员需要深入到各科室督查制度和措施的执行情况，针对发现的问题，指导并制订整改措施。根据各专科医院感染管理、消毒隔离管理要求，从建筑布局、区域划分及各区域房间设置等方面提出合理建议，加强监督和督导，降低发生医院感染的风险。

（四）规范对重复使用诊疗器械的管理

目前我国消毒供应中心的三项卫生行业标准，规范了消毒供应中心的管理、清洗消毒及灭菌技术操作和清洗消毒及灭菌效果监测标准。消毒供应中心承担各科室所有重复使用诊疗器械、器具和物品清洗、消毒、灭菌及无菌物品供应，是控制医院感染的核心科室。采取集中管理方式，可杜绝因重复使用诊疗器械处理过程不规范而造成医院感染的发生。

（五）加强抗菌药物的使用管理

医务人员要加强合理使用抗菌药物知识学习，认真贯彻落实国家关于抗菌药物临床合理应用的有关规定，严格执行抗菌药物临床应用基本原则。护理人员应掌握抗菌药物的药理作用、配伍禁忌、不良反应等，配合医生正确使用抗菌药物，以期达到治疗效果。

加强病原微生物检测，对于确定高度疑似多重耐药菌感染或者定植患者，应当在标准预防基础上，实施接触隔离措施，预防多重耐药菌传播。

（六）加强一次性使用无菌医疗用品的管理

对一次性使用无菌物品从产品的资质审核、查证、进货、储存、发放、使用和用后处理的全过程进行监督和管理，以杜绝因产品质量问题或使用不当导致患者发生医院感染。

（七）贯彻与落实标准预防

标准预防是指对医院所有患者和医务人员采取的一组预防感染的措施。护士每天与患者进行接触，需要严格执行标准预防。

1. 标准预防的类型 包括手卫生，根据预期可能的暴露选用手套、隔离衣、口罩、护目镜或防护面罩，以及安全注射；也包括穿戴合适的防护用品处理患者环境中污染的物品与医疗器械。标准预防基于患者的血液、体液、分泌物、非完整皮肤和黏膜均可能含有感染性因子的原则。基本特点：既要防止血源性疾病的传播，也要防止非血源性疾病的传播；强调双向防护，既要防止疾病从患者传至医务人员，又要防止疾病从医务人员传至患者；根据疾病的主要传播途径，采取相应的隔离措施，包括接触隔离、空气隔离和微粒隔离等。

2. 手卫生 为医务人员洗手、卫生手消毒和外科手消毒的总称。手卫生措施是标准预防的重要措施之一，而标准预防是目前国内外公认的控制医院感染的基本措施，因此掌握手卫生指征及提高医务人员手卫生依从性，正确掌握洗手操作规程，保证洗手效果，是有效预防和控制病原体传播、降低医院感染发生率的最基本、最简单且行之有效的手段。正确的洗手及手消毒步骤详见图9-1。

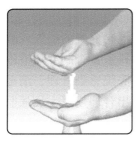 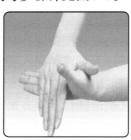 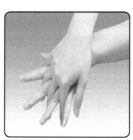 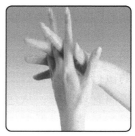

用污染较轻的部位按压喷嘴，取适量液体于手心　**内** 掌心相对，手指并拢相互揉搓　**外** 手心对手背沿指缝相互揉搓，交换进行　**夹** 掌心相对，双手交叉沿指缝相互揉搓

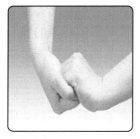 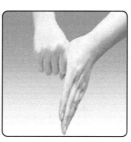 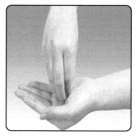 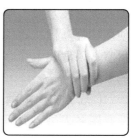

弓 弯曲各手指关节，双手相扣进行揉搓，交换进行　**大** 一手握另一手拇指旋转揉搓，交换进行　**立** 一手指尖在另一手掌心旋转揉搓，交换进行　**腕** 如有必要，揉搓手腕，交换进行

图9-1　洗手及手消毒步骤

链接　手卫生

手卫生是医护人员日常工作的必要措施和重要内容，也是医院控制感染发生的最基本、最简单且有效的手段。有研究表明，医院感染中有30%是以医护人员的手作为媒介传播引发的，其中护理人员与患者接触更加频繁，更需要加强手卫生管理；加上住院患者常常身体机能较差、抵抗力较弱，更容易发生感染，医院感染对患者的治疗和预后都有很大影响。相关研究表明，加强护理人员的手卫生管理和干预对控制医院感染有重要作用，但由于部分地区手卫生没有统一的标准，相关管理制度和基础设施不完善，加上护理人员手卫生意识不强，导致手卫生管理和医院感染控制情况不理想。

自测题

一、A₁/A₂型题

1. 降低医院感染率最基本、最简单/最经济的有效方式是（　　）
   A. 环境消毒　　　　　B. 合理使用抗生素
   C. 隔离传染病患者　　D. 手卫生
   E. 穿隔离衣

2. 下列哪项属于医院感染（　　）
   A. 锐器造成伤口产生炎症
   B. 新生儿出生48小时内经胎盘获得弓形体病
   C. 患者原有慢性感染在院内急性发作
   D. 非生物性因子刺激而产生的炎症
   E. 在原有感染基础上在入院48小时内发生新的感染

3. 医院感染的感染过程包括哪些环节（　　）
   A. 感染源、传播途径
   B. 易感宿主、感染源
   C. 传播途径、感染源
   D. 感染源、传播途径、易感宿主
   E. 易感人群、传播途径、隔离

4. 易感宿主是指（　　）
   A. 长期使用广谱抗菌药物者
   B. 病原体自然生存、繁殖并排出的宿主或场所
   C. 患者、带菌者或自身感染者
   D. 污染的医疗器械
   E. 污染的血液及血液制品

5. 下列传播途径正确的是（　　）
   A. 开放性肺结核通过空气传播
   B. 麻疹及水痘通过飞沫传播
   C. 甲型肝炎通过血液传播
   D. 猩红热、百日咳、白喉通过接触传播
   E. 鼠疫通过接触传播

6. 医院感染管理最有效的措施是（　　）
   A. 建立三级监控体系
   B. 设立医院感染管理科及专职人员
   C. 切断感染链
   D. 健全各项规章制度
   E. 控制易感人群

二、A₃/A₄型题（7～9题共用题干）

患者，男，40岁，因畏寒、厌油、恶心呕吐、食欲缺乏、乏力就诊，诊断为甲型肝炎，收入院治疗。

7. 此患者的隔离种类是（　　）
   A. 严密隔离　　　　　B. 消化道隔离
   C. 呼吸道隔离　　　　D. 接触性隔离
   E. 保护性隔离

8. 医护人员需要手卫生的时刻是（　　）
   A. 给患者进行操作前
   B. 给患者整理床铺后
   C. 接触患者排泄物后
   D. 接触到患者血液后
   E. 以上都是

9. 此患者出院其衣服需要怎样处理（　　）
   A. 直接带出院　　　　B. 清洗后带出院
   C. 高压灭菌后带出院　D. 焚烧掉
   E. 阳光下晒30分钟

（李葆华）

参考文献

埃尔伍德·斯潘塞·伯法, 1981. 生产管理基础. 北京: 中国社会科学出版社.

柴世学, 薛军霞, 王正银, 2014. 护理管理学. 北京: 教育科学出版社.

段艮芳, 王静, 2013. 护理管理. 北京: 高等教育出版社.

段培蓓, 2013. 护理管理学. 长春: 吉林科学技术出版社.

顾炜, 2016. 护理管理学. 第 2 版. 北京: 清华大学出版社.

关永杰, 宫玉花, 2005. 护理管理学. 第 4 版. 北京: 中国中医药出版社.

姜小鹰, 2001. 护理管理学. 上海: 上海科学技术出版社.

姜小鹰, 2011. 护理管理理论与实践. 北京: 人民卫生出版社.

雷芬芳, 胡友权, 2012. 护理管理学. 第 2 版. 北京: 中国医药科技出版社.

李洪伟, 2017. 护理信息系统运用于护理质量管理中的效果评价. 中国卫生标准管理, 8（17）: 136-137.

李继平, 2014. 护理管理学. 第 3 版. 北京: 人民卫生出版社.

李六亿, 刘玉村, 2010. 医院感染管理学. 北京: 北京大学医学出版社.

李秋洁, 2007. 护理管理. 北京: 人民卫生出版社.

李玉翠, 任辉, 2016. 护理管理学. 北京: 中国医药科技出版社.

林菊英, 2003. 医院管理学（护理管理分册）. 北京: 人民卫生出版社.

刘化侠, 2004. 护理管理学. 北京: 人民卫生出版社.

刘尧莲, 2018. 移动护理信息系统在临床护理工作中的应用与分析. 世界最新医学信息文摘, 18（79）: 210-211.

刘耀辉, 2018. 护理管理. 北京: 中国中医药出版社.

柳淑芳, 赵辉, 2014. 护理管理. 武汉: 湖北科学技术出版社.

卢省花, 雷良荣, 2007. 护理管理学. 南昌: 江西科学技术出版社.

陆雄文, 2013. 管理学大辞典. 上海: 上海辞书出版社.

罗艳华, 薛军霞, 2014. 护理管理学. 第 2 版. 北京: 科学出版社.

孙娟娟, 白婧, 2018. 护理管理学. 长沙: 中南大学出版社.

王晓伟, 何冰娟, 2017. 护理不良事件管理与案例分析. 北京: 中国医药科技出版社.

王小芝, 2019. 移动护理信息系统在患者护理安全中的应用. 实用临床护理学电子杂志, 4（28）: 177.

魏万宏, 丁海玲, 谭海梅, 2016. 护理管理学. 北京: 中国科学技术出版社.

吴惠平, 曾洪, 2015. 护士长札记. 北京: 人民卫生出版社.

吴俊晓, 2018. 护理管理学. 第 2 版. 北京: 科学出版社.

吴欣娟, 王艳梅, 2017. 护理管理学. 第 4 版. 北京: 人民卫生出版社.

谢红, 王桂云, 2016. 护理管理学. 北京: 北京大学医学出版社.

于淑霞, 2013. 护理管理学. 北京: 北京大学医学出版社.

曾瑶, 李晓春, 2012. 质量管理学. 第 4 版. 北京: 北京邮电大学出版社.

郑翠红, 2014. 护理管理学基础. 北京: 人民卫生出版社.

周建军, 汪森芹, 2016. 护理管理学基础. 北京: 人民卫生出版社.

周魏, 2017. 移动护理信息系统在临床护理工作中的应用及体会. 电脑知识与技术, 13（33）: 94-95.

周颖清, 2009. 护理管理学. 北京: 北京大学医学出版社.

自测题参考答案

第1章

一、A_1/A_2 型题

1. C 2. D 3. D 4. A 5. D 6. B 7. C 8. C 9. D 10. D
11. B 12. C 13. D 14. C 15. D 16. A 17. C 18. C 19. D

二、A_3/A_4 型题

20. A 21. B

第2章

A_1/A_2 型题

1. E 2. A 3. C 4. A 5. A 6. B 7. A 8. B 9. D 10. D
11. B 12. A 13. D 14. C 15. C 16. C 17. D 18. C 19. B 20. C
21. B 22. C 23. D 24. B 25. A 26. C 27. C 28. A 29. B 30. B

第3章

一、A_1/A_2 型题

1. A 2. C 3. D 4. D 5. C 6. B 7. B 8. D 9. A 10. B
11. C 12. E 13. D

二、A_3/A_4 型题

14. D 15. A 16. D

第4章

A_1/A_2 型题

1. A 2. C 3. A 4. D 5. A 6. D 7. E 8. D 9. E 10. A

第5章

A_1/A_2 型题

1. A 2. C 3. A 4. A 5. D 6. E 7. E 8. C 9. D 10. D

第6章

一、A_1/A_2 型题

1. A 2. B 3. C 4. B 5. C 6. C 7. B 8. B 9. D 10. A

二、A_3/A_4 型题

11. C 12. B 13. D 14. E 15. A

第 7 章

A₁/A₂ 型题

1. E　2. C　3. A　4. B　5. D　6. C　7. A　8. A　9. E　10. D

第 8 章

一、A₁/A₂ 型题

1. D　2. A　3. B　4. C　5. A　6. A

二、A₃/A₄ 型题

7. C　8. A　9. D　10. C

第 9 章

一、A₁/A₂ 型题

1. D　2. E　3. D　4. C　5. A　6. A

二、A₃/A₄ 型题

7. B　8. E　9. C